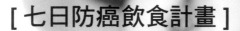

[七日防癌飲食計畫]

遠離大腸癌的飲食

74 防癌食譜

弘光科技大學營養系暨營養醫學所副教授
王雪芳 老師 營養食譜設計

星享道飯店主廚
吳文夏 師傅 料理製作

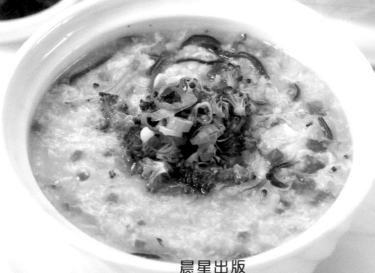

晨星出版

瞭解自己，慎選飲食

根據行政院衛生福利部的統計資料，癌症於過去三十多年來一直佔據國人十大死因之首。以民國 2011 年為例，「氣管、支氣管和肺癌」「肝和肝內膽管癌」、「結腸、直腸和肛門癌」分佔癌症死亡原因之一、二、三名。而癌症之「發生率」，以民國 100 年為例，國人十大癌症，前三名為大腸癌、肝癌與肺癌。癌症之高風險因子，除了菸、酒、檳榔外，肥胖、不健康的飲食與生活型態也都是導致癌症發生的元凶。世界衛生組織更指出，菸、酒、不健康飲食、缺乏身體活動及肥胖等，佔癌症死因的 30%。

世界癌症基金會的專家學者數十年來持續地進行「食物、營養、體能活動與癌症」之系統性文獻回顧與分析。他們於 2010 年的報告指出，有相當的證據支持：「富含膳食纖維的食物」與「體能活動」對結腸直腸癌具有保護作用，而紅肉、加工肉、酒精之攝取，體脂肪、腹部脂肪對結腸直腸癌則有促進作用。此外，大蒜、牛奶與鈣質、蔬菜、水果和含維他命 D 的食物，對結腸直腸癌亦可能具保護作用。而乳酪、含鐵、含動物脂肪及含糖食物，則為結腸直腸癌的風險因子。

由此可知，除了定期篩檢外，正確的食物選擇、規律的體能活動、避免肥胖等實為遠離大腸癌的不二法門。本書依照飲食防癌之推薦，設計製作出系列的食譜，具有很好的參考價值。書中精心設計的一週 7 天防癌三餐，看來秀色可餐，不但詳列了食材、作法，也列出營養素供應量。這些食譜作法簡單，在家都可輕鬆

料理。顯示健康飲食其實可以很簡單，又很可口，在日常生活中很容易實踐。

除了慎選飲食之外，維持健康體重、避免肥胖及規律體能活動，也同樣重要。為了維持健康體重、避免肥胖，每一個人也要確實瞭解自己的健康體重，並掌握自身之每日熱量需求。

在使用本書進行飲食計畫之前，可先上「中研營養資訊網－飲食計畫」網頁 http://gao.sinica.edu.tw/health/plan.html，輸入自己的年齡、性別、身高、體重、身體活動度，按：「我的卡路里GO」，即可跳出自己的健康體重、每日熱量建議量以及六大類食物每日建議份數。再依照自身的需求，調整各道食譜之食材用量。

台灣營養基金會創辦人
台大生化科技學系教授　黃青真

以專業做公益，何樂而不為呢？

用專業做公益，這是一個新的體驗。長期以來帶領學生不斷的做研究，原以為當老師就是肩負著傳承的使命，沒想到一場口試卻讓我開啟了另一道窗。

沒有時間只是藉口。今年初，康善基金會來聘請我擔任董事一職，心想，自己教學就夠忙了，哪有時間做善事啊！後來，擔任學生的口試委員看到康善基金會的張繼森董事長，才發現是小巫見大巫，張繼森董事長目前擔任台中榮總內科部主任，除了開會、門診還要幫病人做內視鏡檢查，在這樣的忙碌下，都還能協助康善基金會推廣業務，和張董事長比起來真的是汗顏。

七日防癌計畫，成為我進入康善基金會的第一個任務。承蒙康善基金會閻執行長的推薦，讓我加入了預防大腸癌的行列。還記得第一次和晨星出版社的莊主編見面，當時她提出一個構想，希望在張董事長的新書預防大腸癌附贈一本別冊，是有關防癌的食譜，希望以七天21道菜的食譜來教導民眾如何吃得更健康，當下我也認為是件很棒的事，更何況這是自己的專業，應能駕輕就熟。事實不然，待開始著手執行構想時才發現，原來莊主編搞錯了，七天的食譜，應是21餐並非21道菜，若以一餐有三道菜，那21餐不就至少要60道菜嗎？眼看著出版日在即，趕緊和莊主編聯絡、溝通，與星享道酒店主廚進一步討論後，再訓練三位學生進行食譜建構、分析營養量，大家分工進行，尋找低碳食材、設計烹調、計算熱量，再邀請星享道的夏主廚協助烹調、擺飾，

最後看到攝影師鏡頭下的成品，鬆了一口氣，終於完成康善基金會閻執行長交辦工作。

從 21 道菜變成 74 道菜，也將原本的別冊變為遠離大腸癌的飲食專書。驚呼，啊～原來我的研究團隊也可以做出不一樣的研究成品，而且是一般民眾需求的資料。

看到張董事長將自己所學及經驗，彙集成冊把正確知識傳遞出去，還站在第一線不斷的向民眾宣導正確的醫療常識之外，今年又積極成立「早日康復補給站」，協助弱勢的癌友補助營養品，更將這次出書的版稅全數捐出做為「早日康復補給站」專用。在這裡我不得不說，張董事長是我學習的榜樣。身為康善基金會的董事，我理當盡一份心力。

因此，本書「七日防癌飲食計畫：遠離大腸癌的飲食 74 道防癌食譜」所有的版稅，也將全數捐出做為「早日康復補給站」專用，棉薄之力，也希望日後追隨張董事長的腳步，藉由自己的專業來做公益。

弘光科技大學營養系
暨營養醫學所副教授　王雪芳

作者序

健康飲食，健康人生

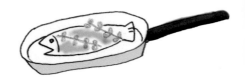

　　很高興能夠再次與康善基金會合作，還記得八年前康善基金會辦了一場營養與美食的對話，當時為了推廣健康飲食還特地採用現場直播的方式，讓民眾可以從現場馬上和廚師對話，當時真的是讓我開了眼界，雖然那時康善基金會才成立一年，但對於民眾健康的宣導卻是非常用心。

　　今年初，康善基金會的閻小姐說要再次合作，出版防癌飲食的書籍，並且將版稅捐出做為公益，當然是二話不說馬上答應，因為可以用自己的專業回饋社會，也是身為廚師的使命。

　　這次的主題是七日防癌計畫，主要是製作預防大腸癌的食譜。本次團隊有榮總及弘光老師、營養師、主編、電台主持人等團隊，一起共同討論研究有關抗癌食譜的飲食，經過與飯店同仁共同研討烹調、蒸、煮、炒的方法，精心研發出這一套抗癌食譜的料理過程。

　　這次的經驗讓我學習到很多食物的營養成分及功效，相信這些對於我在設計菜單上會更有幫助，不但可以讓客人吃到美味，也可以吃到健康。再次感謝康善的邀約，這是一次很棒的經驗！！

星享道主廚 吳文夏

星享道酒店 INSKY HOTEL　夏廚坊 SUMMER KITCHEN

目錄

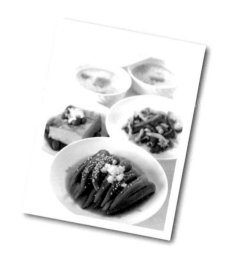

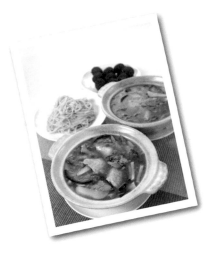

♥星期二食譜：Tuesday

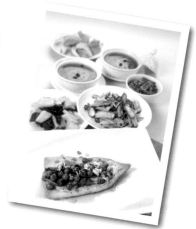

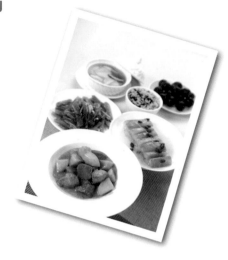

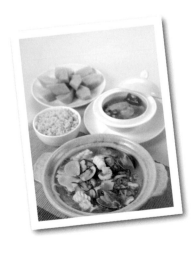

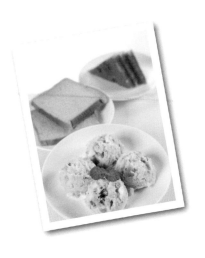

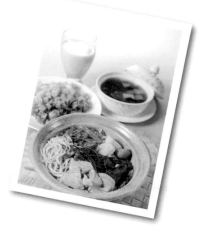

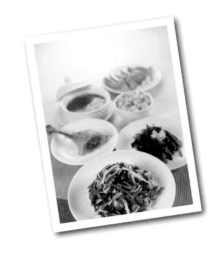

❤星期日食譜：Sunday

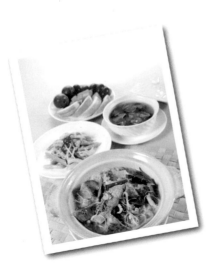

前言

腸道健康是抗癌的關鍵

　　大腸癌是國內罹患癌症人口中，人數排名第一位，而且有人數增加、年齡下降的趨勢。近年來物質生活改善，飲食西化，雖然養生意識抬頭，醫學科技也越來越進步，然而，大腸癌的機率還是居高不下。

　　腸道是人體最大的免疫器官，根據醫學報導，腸道若累積太多壞菌，體內的毒素就會越來越多，造成免疫力下降就容易生病，腸道中容易致癌的壞菌像是大腸桿菌、鏈球菌、葡萄球菌，這些都是容易引發癌症的幫兇，尤其是胃癌和大腸癌。因此，維護腸道健康刻不容緩，我們甚至應該將維護腸道健康當作人生一個很重大的任務。千萬別讓腸道，成了癌細胞的溫床，因為，失去了健康，也就等於失去一切。

從飲食出發

　　You are what you eat！飲食攸關著我們的健康，吃進什麼樣的食物，對身體就會造成什麼樣的影響。這道理相信很多人都知道，飲食是對抗疾病與抗癌的一大關鍵，而要維繫腸道健康也不是那麼難的事情，只要平常多用點心，就可預防疾病來臨。

有助於腸道健康的 7 大 OK 食物

　　假如我們吃進對腸道有益的食物，就會產生益菌或提供益菌營養，可有效調整腸道的環境，提升細胞抗氧化能力，減少自由基對身體的傷害，同時也可使腸道發揮正常的功能，有效率的將

毒素排出體外。於此，我們列出七大類對腸道健康有益的食物說明如下：

· **蔬菜類**

　　蔬菜類的食物，富含膳食纖維、維生素 B 群、寡糖等，其中的膳食纖維，可以通便排毒，促進排泄作用，而維生素可以維持正常生理機能，協助新陳代謝，寡糖可以促進腸道益菌的增殖，抑制病原菌和腹瀉，還能有效預防便秘。

· **水果類**

　　水果類的食物，含有膳食纖維、酵素、果寡糖、維生素 C 等，水果中的膳食纖維，像是水溶性的果膠可以增加糞便的保水性，軟化糞便，而酵素則能促進新陳代謝，維持消化道的機能，讓排便順暢，而果寡糖則能增加腸道益菌，維生素 C 可以增加腸道免疫力，幫助腸道排毒。

· **豆菜菇蕈類**

　　豆菜類含有膳食纖維、寡糖、維生素 B1，而菇蕈類則含有植物膠質與維生素 B1，豆菜類的果膠是一種水溶性膳食纖維，可以使糞便柔軟，不讓糞便滯留腸道內，而寡糖可以提升益菌的數量，菇蕈類的植物膠質能促進腸胃蠕動，有助於排除宿便，而維生素 B1 可以提升體內新陳代謝力與消化能力。

· **全穀雜糧類**

　　全穀雜糧類含豐富的 β 葡聚糖、維生素 B 群、膳食纖維、酵素，可以提高腸道的免疫能力，而維生素 B 群可以紓解因精神壓

力所引起的便秘，膳食纖維會產生飽足感，並增加大便體積，而酵素則可以抗菌、防癌，並且能促使排便順暢。

· **海菜類**

　　海菜類富含膳食纖維、海藻酸、寡糖，膳食纖維能增加大便體積、軟化糞便，並減少致癌物附著於腸道，而海藻酸也是種天然纖維素，可抑制脂肪和膽鹽的吸收，具有降低血清膽固醇、血糖的作用，其中所含的寡糖，則可以促進腸道益菌生長，改善腸道的生態環境。

· **含乳酸菌的食品**

　　含乳酸菌的食品，像是優酪乳、優格、養樂多等，這些飲料含有豐富的乳酸菌，這些乳酸菌都是能改善腸道環境的益菌，這些益菌能參與消化與代謝作用，讓食物消化運作更順暢，並且能促進腸胃蠕動，加速糞便排出體外，還能幫助人體合成維生素，增加身體的防禦能力，這些乳酸菌已被研究證實可以對抗大腸癌。

· **適量的油脂和堅果**

　　許多女性因為減肥，一點油和脂肪都不攝取，認為多吃些生菜和水果就可以促進腸胃蠕動，以為這樣可以兼顧減肥與達到通便效果，但是無油飲食反而易造成便秘，適量油脂的攝取可潤腸通便。如果怕吃到反式脂肪或是動物性脂肪，建議植物油或堅果種子，或是堅果，尤其堅果富含不飽和脂肪酸及維生素、纖維質，能預防便秘，改善腸道健康，但堅果和植物性油脂一樣都不宜攝取過量，因為攝取過量還是會出現肥胖、膽固醇過高的問題。

均衡飲食 Cancer No No

　　有學者說：「每當你坐下來用餐時，就是在做生死抉擇。」這句話，雖然聽起來十分嚇人，但是事實確也如此。深深困擾著現代人的肥胖、糖尿病、高血壓、痛風，甚至癌症，都與飲食失調有很密切的關係。根據美國的研究，癌症有 30%～40% 和飲食相關；想要擁有怎樣的未來，就必須先懂得如何聰明的吃，而癌症是身體給予我們的鄭重警告。

　　什麼樣的飲食才能遠離疾病呢？大家總是在尋找一種神奇的秘方，其實秘方就在你我身邊，唯「均衡飲食」四字箴言而已。

　　所謂的「均衡飲食」就是身體所需的營養素來自各類食物。各類食物所提供的營養素不盡相同，每一大類食物無法互相取代，在做選擇的同時，以未加工的食物為優先考量。參考「每日飲食指南」建議，依照個人年齡和活動強度，找出合適的熱量需求，均衡攝取六大類食物，並且在各類食物中做多樣化的選擇，才能得到均衡的營養。

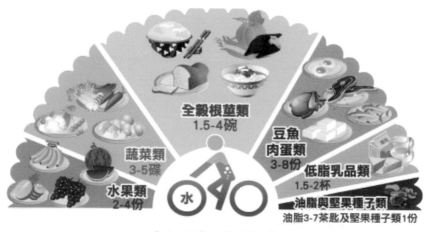

每日飲食指南

在「每日飲食指南」中，不同大小的扇型面積代表不同種類食物的攝取量。扇型中間加入騎單車的人像，代表鼓勵民眾要勤運動。而單車前車輪中的「水」字，則是鼓勵大眾多飲用白開水，減少含糖飲料的攝取。

沒有一種食物是十全十美的，每一種食物都有其獨特性，因此食用的種類、顏色越多，越能截長補短，發揮最大的效能。健康的身體要自己去營造，均衡的飲食，並不困難，只在於你有沒有「用心去吃」。

「每日飲食指南」大解析

目前我們的生活日趨於靜態，熱能消耗減少，造成肥胖及代謝症候群等相關慢性疾病的盛行，且隨著各類食物可獲量及飲食型態的改變，飲食建議因而需要依社會現況適時調整。

因此，國民健康署在 2011 年公告新版「每日飲食指南」不但仍以預防營養素缺乏為目標（70% DRIs），也同時參考最新的流行病學研究成果，將降低心臟血管代謝疾病及癌症風險的飲食原則列入考量，建議以合宜的三大營養素比例〔蛋白質 10% ～ 20%、脂質 20% ～ 30%、醣類（碳水化合物）50% ～ 60%〕，以實證營養學的原則，試算多種飲食組成，最後提出適合多數的飲食建議。

最新每日飲食指南涵蓋六大類食物：全穀根莖類、豆魚肉蛋類、低脂乳品類、蔬菜類、水果類、油脂與堅果種子類。其每類的建議使用份量依序說明如下：

全穀根莖類 1.5 至 4 碗

　　全穀根莖類食物包括各種全穀類、一些澱粉含量豐富的根莖類、豆類和果實等，最主要的功能是提供基本熱量。由於這些食物在飲食中食用量最大，所以又稱為「主食」。

　　全穀類包括糙米、胚芽米、全麥、全蕎麥或雜糧等及其製品；根莖類包括蕃薯、馬鈴薯、芋頭、南瓜、山藥、蓮藕等；澱粉含量豐富的豆類及果實包括紅豆、綠豆、花豆、蠶豆、皇帝豆、栗子、蓮子、菱角等植物果實或種子。

　　全穀根莖類不僅提供膳食纖維，也含豐富的維生素 B 群和礦物質。建議每日食用的全穀根莖類應包括有 1/3 以上的未精製全穀雜糧。

全穀根莖類 1 碗（碗為一般家用飯碗、重量為可食重量）
= 糙米飯 1 碗（200 公克）或 雜糧飯 1 碗 或 米飯 1 碗
= 熟麵條 2 碗 或 小米稀飯 2 碗 或 燕麥粥 2 碗
= 米、大麥、小麥、蕎麥、燕麥、麥粉、麥片 80 公克
= 中型芋頭 1 個（220 公克）或 小蕃薯 2 個（220 公克）
= 玉米 1 又 1/3 根（280 公克）或 馬鈴薯 2 個（360 公克）
　 或玉米粒 200 公克
= 全麥大饅頭 1 又 1/3 個（100 公克）或 全麥土司 1 又
　 1/3 片（100 公克）

豆魚肉蛋類 3 至 8 份

　　豆魚肉蛋類食物最主要的功能是提供蛋白質，也是熱量的來源之一。在選擇這類食物時，就如字面上的意思，將豆魚擺前面，強調要優先選擇黃豆類植物性的蛋白質，再來是含較高量不飽和脂肪的魚類，其次是肉類，因為肉類食品（尤其是家畜類）中含有較多的飽和脂肪，對心血管的健康較不利，所以食用時可選擇脂肪較少的的部位，最後是蛋類，雖然蛋是便宜又營養的食物，但是一個雞蛋黃約含有 250mg 的膽固醇，因此當血液中膽固醇較高時，建議一個星期不要攝取超過三個蛋黃。

豆魚肉蛋類 1 份（重量為可食生重）
= 黃豆（20 公克）或 毛豆（50 公克）或 黑豆（20 公克）
= 無糖豆漿 1 杯（260 毫升）
= 傳統豆腐 3 格（80 公克）或 嫩豆腐半盒（140 公克）或
　小方豆干 1 又 1/4 片（40 公克）
= 魚（35 公克）或 蝦仁（30 公克）
= 牡蠣（65 公克）或 文蛤（60 公克）或 白海蔘（100 公克）
= 去皮雞胸肉（30 公克）或 鴨肉、豬小里肌肉、羊肉、
　牛腱（35 公克）
= 雞蛋 1 個（65 公克購買重量）

脂肪含量較高的判別法

豆魚肉蛋類食物經常含有隱藏的脂肪

1. 帶皮的，例如雞皮、豬皮、鴨皮、魚皮。

2. 可見白色脂肪，例如五花肉、梅花肉、培根、魚肚、豬小腸、豬大腸。

3. 均勻分散的油脂，例如熱狗、火腿、牛腩、漢堡排。

4. 加工絞肉製品，例如香腸、熱狗、貢丸、包子肉餡、火鍋餃類。

5. 用食用油處理過的，例如肉鬆、肉脯、三角油豆腐。

低脂乳品類 1.5 至 2 杯

奶類食品為哺乳動物的乳汁及其製品，包括市面上最多的牛乳製品，其次為羊乳製品等。奶類食品包括鮮乳、低脂乳、脫脂乳、保久乳、奶粉、優酪乳、煉乳、優酪乳、優格、乳酪、冰淇淋等。由於奶類食品中所含的乳脂肪為動物性脂肪，為避免日常飲食中的脂肪攝取總量過多，造成心血管疾病，因此建議選用低脂乳品類。

低脂乳品類 1 杯（1 杯 =240 毫升 =1 份）
= 低脂 或 脫脂牛奶 1 杯（240 毫升）
= 低脂 或 脫脂奶粉 3 湯匙（25 公克）
= 低脂乳酪（起司）1 又 3/4 片（35 公克）

油脂與堅果種子類
──油脂 3 至 7 茶匙及堅果種子類 1 份

　　油脂類食物含有豐富脂肪，提供熱量和脂溶性維生素 A、E。動物油含有較多的飽和脂肪和膽固醇，日常飲食所使用的食用油應該以含單元不飽和脂肪酸較多的橄欖油、苦茶油、芥花油、油菜籽油、花生油等植物油為主。注意使用油脂與堅果種子類食物時，多以堅果種子來「取代」精製過的食用油，而非在使用食用油之外再「多加」攝取堅果種子，由於堅果種子含有多量脂肪，攝取應該適量，不宜過多。

油脂與堅果種子類 1 份（重量為可食重量）
= 芥花油、沙拉油等各種烹調用油 1 茶匙（5 公克）
= 瓜子、杏仁果、開心果、核桃仁（7 公克）或 南瓜子、葵瓜子、各式花生仁、腰果（8 公克）
= 黑（白）芝麻 1 湯匙 +1 茶匙（10 公克）
= 沙拉醬 2 茶匙（10 公克）或 蛋黃醬 1 茶匙（5 公克）

蔬菜類 3 至 5 碟

　　蔬菜的維生素、礦物質、膳食纖維，以及植化素含量相當豐富。蔬菜的顏色越深綠或深黃，含有的維生素 A、C 及礦物質鐵、鈣也越多。蔬菜的礦物質多為鹼性礦物質，例如鈉、鉀、鈣等，可用來中和主食和肉類在體內所產生的酸性物質，維持體內酸鹼

平衡。膳食纖維可增加飽足感、幫助排除體內的廢物，維持腸道的健康。蔬菜亦含有許多已知對健康有益的植化素，例如花青素、含硫化合物、胡蘿蔔素、茄紅素、類黃酮素、多醣體等，具有抗發炎、抗癌、抗老化等效果。

蔬菜煮熟後，裝進飯碗約一碗為一份
蔬菜類 1 碟（1 碟 = 1 份，重量為可食重量）
= 生菜沙拉（不含醬料）100 公克
= 煮熟後相當於直徑 15 公分圓盤 1 碟，或 約大半碗
= 剛好煮熟後的葉菜類，裝進飯碗約半碗 ~ 8 分滿
= 根莖類蔬菜煮熟後，裝進飯碗約 1 碗
= 收縮率較高的蔬菜如莧菜、絲瓜等，煮熟後約佔半碗
= 收縮率較低的蔬菜如芥蘭菜、青花菜等，煮熟後約佔 2/3 碗

水果類 2 至 4 份

　　水果主要提供維生素，尤其是維生素 C。提供的礦物質較少。維生素 C 含量高者依序為釋迦、香吉士、龍眼、奇異果、泰國芭樂、土芭樂、木瓜、聖女番茄、草莓／榴槤、白柚等，桃、李、葡萄、桑葚、草莓、黑棗、葡萄乾、黑棗乾含有較多的鐵質；橙、草莓中含有適量鈣質。水果的外皮含有豐富的膳食纖維，所以口感比較粗糙，由於膳食纖維具有增強正常口腔黏膜、牙齒功能，預防便秘、腸癌、心血管疾病、腦血管疾病及代謝性疾病等功能，所以在吃例如蘋果、水梨、蕃茄、桃子、李子等水果時，應盡量

洗乾淨連果皮一起吃。

　　水果一份約為一個拳頭大，小顆水果，如：蕃茄、葡萄等，約 10 顆為一份。

水果 1 份（重量為購買量）

= 山竹（420 公克）或 紅西瓜（365 公克）或 小玉西瓜（320 公克）或 葡萄柚（250 公克）或 美濃瓜（245 公克）或 愛文芒果、哈蜜瓜（225 公克）或 桶柑、椪柑、木瓜、百香果（190 公克）或 荔枝（185 公克）或 蓮霧、楊桃（180 公克）或 聖女蕃茄（175 公克）或 草莓、柳丁（170 公克）或 土芭樂（155 公克）或 水蜜桃（150 公克）或 粗梨、棗子（140 公克）或 青龍蘋果、葡萄、龍眼（130 公克）或 奇異果（125 公克）或 加州李（110 公克）或 釋迦（105 公克）或 香蕉（95 公克）或 櫻桃（85 公克）或 榴槤（35 公克）

以上資料來源：每日飲食指南

蔬果是防癌的捷徑

　　根據流行病學研究，水果、蔬菜、穀物等食物中所含的化合物，有別於維生素、礦物質，可用來對抗疾病，特別具有防癌效果。這些「植物性化合學成份」（Phytochemicals），醫學研究已經證實具有明顯抑制細胞從正常狀態轉變為癌細胞的能力。研究亦證實，一天進食 400 公克的蔬菜及水果，可以有效降低 30% ～ 40% 的罹癌率，而聯合國世界衛生組織（WHO）也建議，每日蔬果之攝取量為 400 ～ 800 公克。

天天都是健康日，防癌食物知多少

※ 植物性化學物質之來源與生物效應

植物性化學物質	來源	生物效應
大蒜素	大蒜、蔥、洋蔥、韭菜	含有特殊的風味及香氣，其所含的大蒜素具有殺菌效果、可預防胃癌
含硫化合物	十字花科植物：局麗菜、大白菜、芥菜、花椰菜	可預防乳癌
茄紅素	番茄、紅西瓜、茄子、木瓜、石榴、紅肉葡萄柚	具抗氧化作用，可與體內自由墓結合，預防攝護腺癌及皮膚癌（但是市售番茄汁含鹽、糖分較高）
胡蘿蔔素	胡蘿蔔、地瓜、南瓜、柑橘、番茄	可以強化上皮細胞的功能，防止食道、胃、鼻、肺、皮膚等上皮細胞癌發生
類黃酮素	黃豆製品、豆腐、豆漿	結構與雌激素相似，可代替雌激素，舒緩更年期婦女因停經造成的不適症狀及骨質流失。具有減低雌激素對細胞之作用，因而抑制與荷爾蒙相關之癌細胞的生長
兒茶素	綠茶	抗氧化作用，保護細胞，避免突變，有抗癌作用
多醣體	菇類如：香菇、靈芝	提升免疫功能

均衡攝取六大類食物
── 真正的健康環保不該只有無肉日

因為飲食的改變，「餐餐有肉」已經成為豐衣足食的象徵。當「節能減碳」及「無肉日」的議題在國際間被關注時，錯誤的飲食習慣所造成的疾病，應該更值得我們去擔憂。二十一世紀，是慢性病爆炸的世紀，不論是高血壓、高血脂、高血糖甚至惡性腫瘤的罹病年齡層，都持續的在下降當中。食物不該只是環保，如何正確的攝取，才是現代人必修的課題。

遠離大腸癌，就從現在開始

大腸癌的成因有多種，包括：環境、飲食、基因與遺傳，其中又以飲食影響最為深遠，消耗動物性脂肪多的國家，人民死於大腸癌的比率亦高。因此，要預防「病從口入」就必須了解那些食物，才能夠讓身體加分喔！！

七日防癌食譜

七日防癌食譜設計的理念，是以均衡飲食為基礎，注重纖維質的攝取、多種色彩的搭配、加強抗氧化的成份及富含植物化學物質。食譜的特色，是以簡單做、變化多、營養夠為目標，採用當地當季的食材為主，符合時下經濟及環保的概念。

〔條件〕

1. 一天 2000 大卡，三大營養素蛋白質、脂質及碳水化合物分別

為總熱量的 15%、25% 及 60%。

2. 食物膽固醇 ＜ 300 mg/ 天；飽和脂肪 ＜ 10 % 總脂肪；膳食纖維 >20 g/1000 大卡；0 反式脂肪。

3. 選用高植物化合物食物。

〔建議〕

1. 低碳飲食原則：盡量選用當季在地食材，採用簡單烹調、減少調味料、縮短烹調時間的製作程序。

2. 優質蛋白質為總蛋白質攝取量的 50% 以上。

3. 選用的蔬菜水果含高量水溶性膳食纖維，每天約 30~40 公克。

4. 選用高植物化合物來源的食材，例如植物五辛素（蔥、韭、蒜、蕎及洋蔥）、辣椒、深色與味濃蔬菜水果等。

5. 避免脹氣、產氣食物。

6. 每日食物總熱量及三大營養素量預估建議如右表列。

7. 七日飲食食譜設計說明：

（1）本菜單設計之食材以夏季產收者為主要考量。

（2）食材重量以可食淨重為主，若為帶皮或帶殼或為乾重（乾）計算者，會加註說明。

（3）食材中之所有香辛料以提味作用為主，若非為主要材料者，不計算熱量。

（4）調味用香油、糖每道菜餚若少於 3 公克者，不計算熱量。其他調味料不計算熱量。

※ 每日食物總熱量及三大營養素量預估建議

食物類別	份數	蛋白質	脂質	醣類	熱量	早餐	午餐	午點	晚餐
低脂奶	1	8	4	12	120	1			
水果類	3	-	-	45	180	1		1	1
蔬菜類	6	6	-	30	150	1	2		3
全穀根莖類	14	28	-	210	980	3	5	2	4
蛋豆魚肉類（低脂）	3	21	9	-	165	1	1		1
蛋豆魚肉類（中脂）	2	14	10	-	150		1		1
油脂類	5.5		27.5		247.5	1	2.5		2
堅果類	1	-	5	-	45	1			
合計		77	55.5	297	2037.5				

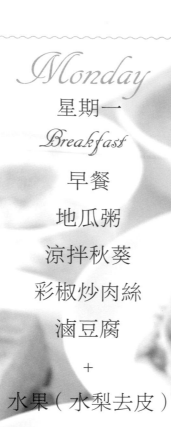

Monday

星期一

Breakfast

早餐

地瓜粥

涼拌秋葵

彩椒炒肉絲

滷豆腐

+

水果（水梨去皮）

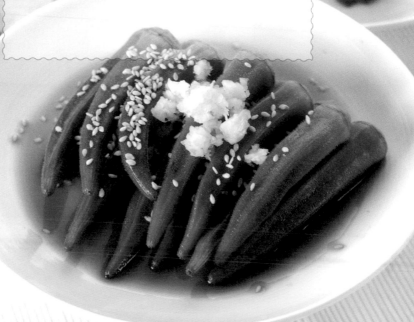

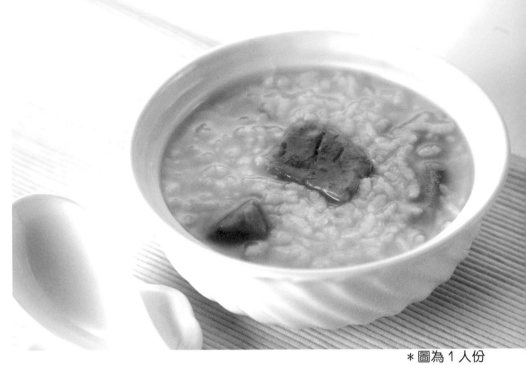

＊圖為 1 人份

地瓜粥

地瓜是一種高高纖維的鹼性食品，可以增加飽足感，降低膽固醇，並且刺激胃腸蠕動、潤腸通便、改善便秘、痔瘡的問題，而地瓜本身和地瓜的葉子都有很高的抗氧化能力，可以說是防癌的尖兵。

材料 ·（2 人份）

地瓜 120g

白米 80g

1）地瓜洗淨，去外皮，切塊。

2）白米洗淨、瀝乾，加 5 杯清水，煮沸後，加入地瓜，轉小火續煮 20 分鐘，加少許鹽即可。

兩人份	熱量 Kcal	蛋白質 g	醣 類 g	脂 質 g	飽和 脂肪酸	反式 脂肪酸	膳食 纖維 g	鈣 mg	鈉 mg
營養素含量	512.42	7.4	115.4	0.96	0.13	0	4.08	42.8	56.8

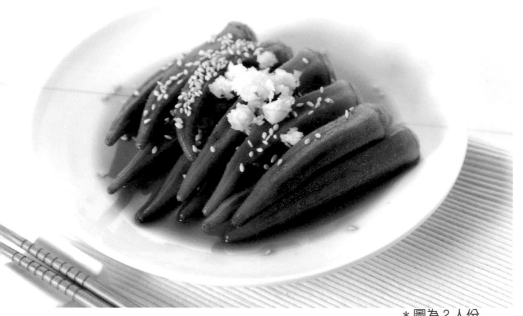

＊圖為 2 人份

涼拌秋葵

秋葵可以幫助消化，保護胃壁，能促進胃腸蠕動，減少毒素停留在腸道的時間。
秋葵當中還含有槲皮素衍生物，能有效抗氧化，消除體內自由基，降低癌症的發
生率。

材料 ·（2 人份）
秋葵 120g
白芝麻 5g
蒜末 3g
葡萄酒醋 12g
（2 大匙）

1）秋葵洗淨，放入沸水中燙熟。
2）放入冷開水冰鎮撈起放置盤子上。
3）撒上白芝麻，食用時沾上蒜末葡萄酒醋即可。

兩人份	熱量 Kcal	蛋白質 g	醣 類 g	脂 質 g	飽和 脂肪酸	反式 脂肪酸	膳食 纖維 g	鈣 mg	鈉 mg
營養素含量	73.75	4	9.71	2.93	0.37	0	5.59	133.77	22.21

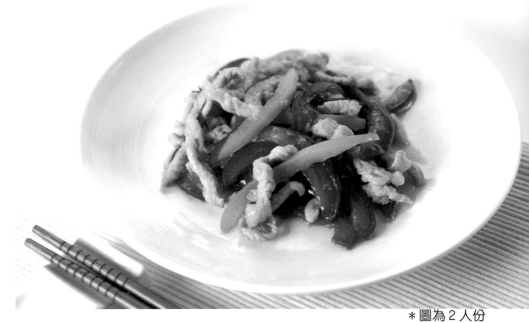

*圖為 2 人份

彩椒炒肉絲

甜椒含有 β 胡蘿蔔素，根據許多研究顯示，多吃富含 β 胡蘿蔔素食物的人，罹患乳癌、結腸癌和直腸癌的機率較低。甜椒所含的維生素 A、B、C 能強化免疫力，預防疾病，而其中豐富的纖維質，也是消除便秘、防治大腸癌的小尖兵。

材料 ·（2 人份）
瘦豬肉 36g
紅甜椒 60g
黃甜椒 60g
油 10g
蒜末 6g
鹽 2g

1）瘦豬肉洗淨、切絲，紅黃甜椒洗淨，切絲；蒜頭切碎。
2）起油鍋，爆香蒜末，先炒肉絲，再倒甜椒快速翻炒，加點水，最後加鹽調味即可。

兩人份	熱量 Kcal	蛋白質 g	醣 類 g	脂 質 g	飽和 脂肪酸	反式 脂肪酸	膳食 纖維 g	鈣 mg	鈉 mg
營養素含量	157.52	8.37	5.83	11.4	2.02	0	2.85	19.2	30.84

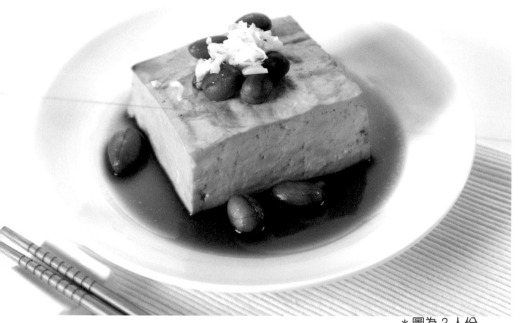

*圖為 2 人份

滷豆腐

豆腐蛋白質成分高，含維生素 E 等營養成分，能降低膽固醇，有助大腦、神經、血管的發展。豆腐亦稱「植物肉」。一天兩塊小豆腐，即可滿足人一天鈣的需求量。

材料 · (2人份)
板豆腐 160g
花生（乾）16g
滷包 1 包
蔥花 6g
香油 2g
鹽 4g

1）取一杯水倒入空鍋，並將洗淨的花生，連同滷包調味料一併放入，以小火慢煮 40 分鐘。
2）作法 1 加入板豆腐再煮 30 分鐘，最後加入蔥花滴香油即可。

兩人份	熱量 Kcal	蛋白質 g	醣 類 g	脂 質 g	飽和脂肪酸	反式脂肪酸	膳食纖維 g	鈣 mg	鈉 mg
營養素含量	244.89	18.27	12.53	14.37	3.37	0	2.24	243.58	109.26

水果：水梨

水梨具有清新潤肺的作用，可改善喉嚨不適的問題。也能促進食慾且幫助消化，降低血壓、養陰清熱的功效。

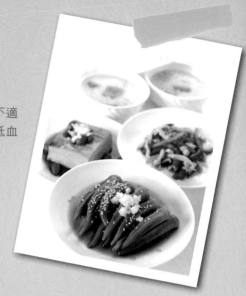

材料 ‧（2人份）
水梨 300g

兩人份	熱量 Kcal	蛋白質 g	醣 類 g	脂 質 g	飽和 脂肪酸	反式 脂肪酸	膳食 纖維 g	鈣 mg	鈉 mg
營養素含量	113.09	1.2	28.2	0.9	0	0	4.8	9	36

Memo

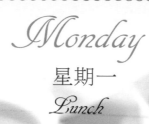

Monday

星期一
Lunch

午餐

黃豆糙米飯

香菇蒸蛋

薑絲悶瓠瓜

燙地瓜葉

枸杞燉山藥湯

+

午點：香蕉優酪乳

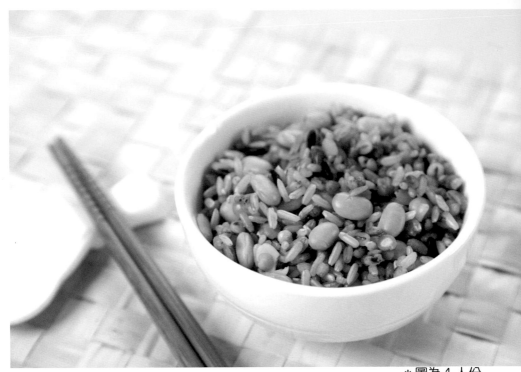

*圖為 1 人份

黃豆糙米飯

黃豆中的纖維質,可以加速胃腸蠕動,減少毒素停留在腸道的時間,有效預防致癌物的生成。糙米中的維生素 E,可以去除自由基,能有效抗氧化,對抗癌細胞,並延緩身體老化的速度。

材料 ·（2 人份）
黃豆（乾先浸泡）40g
糙米（乾）150g
紫米 10g

1）黃豆洗淨,加水浸泡一夜。
2）糙米、紫米洗淨,浸泡 2 小時。
3）將糙米 、 紫米與黃豆放入電鍋中,內鍋加 2 杯半的水,外鍋放入 2 杯水煮,煮至電鍋開關跳起即可。

兩人份	熱量 Kcal	蛋白質 g	醣 類 g	脂 質 g	飽和脂肪酸	反式脂肪酸	膳食纖維 g	鈣 mg	鈉 mg
營養素含量	696.98	26.15	123.52	11.05	0	0	9.2	89.1	13.8

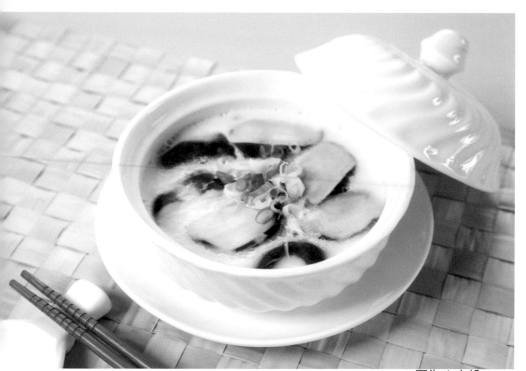

*圖為1人份

香菇蒸蛋

香菇和金針菇中的多醣體，能預防癌症，並增強免疫力，而高纖維質的特點，更可以增進大便體積，有效將廢物排出，防止致癌物停留在腸道的時間。

材料・（2人份）
溼香菇 100g
雞蛋 110g（約兩顆）
蔥花 3g
鹽 2g

1) 將香菇洗淨、切片。
2) 蛋打散後加入水、調味拌勻，已調味的蛋液，用小中火蒸10分鐘，等半凝固的狀態，再加入香菇，繼續蒸熟即可。

兩人份	熱量 Kcal	蛋白質 g	醣類 g	脂質 g	飽和脂肪酸	反式脂肪酸	膳食纖維 g	鈣 mg	鈉 mg
營養素含量	194.14	16.8	6.8	11.31	3.89	0	4.06	40.82	150.8

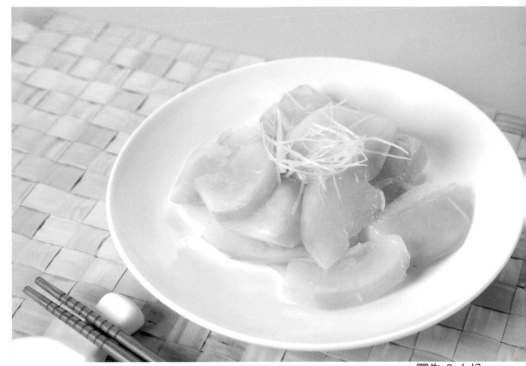

*圖為 2 人份

薑絲悶瓠瓜

瓠瓜能幫助生長發育及維持生理功能，可提高人體免疫能力、抵抗病毒及預防腫瘤。
有消水腫、止渴、治療淋病等功效。

材料 ·（2 人份）
瓠瓜 160g
薑絲 10g
油 10g
鹽 2g

1）瓠瓜洗淨切片 、 薑絲洗淨切絲。
2）起油鍋薑絲爆香加入切片瓠瓜，加少許水，煮至熟加鹽調味即可。

兩人份	熱量 Kcal	蛋白質 g	醣 類 g	脂 質 g	飽和 脂肪酸	反式 脂肪酸	膳食 纖維 g	鈣 mg	鈉 mg
營養素含量	116.76	0.71	6.43	10.17	1.57	0	2.12	30.5	6.2

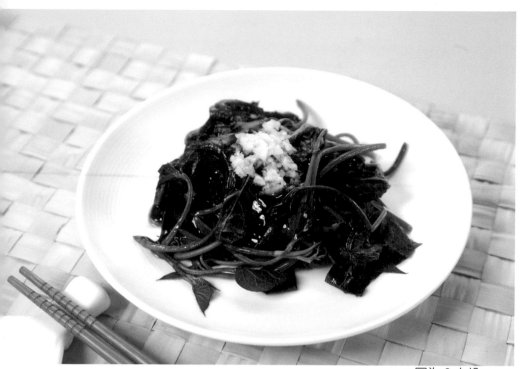

＊圖為 2 人份

燙地瓜葉

地瓜葉中含豐富的維生素 A，其抗氧化能力可說是蔬菜中的佼佼者，具有很高的防癌效果，其纖維質含量，更是不遑多讓，若要預防便秘與大腸癌，多吃地瓜葉絕對是正確的選擇。

材料・（2 人份）
地瓜葉 200g
蒜末 6g
橄欖油 5g
醬油膏 10g

1）地瓜葉洗淨、去老梗，用熱水氽燙煮熟。
2）撈出地瓜葉後瀝乾、盛盤。
3）大蒜切碎，加入橄欖油和醬油膏拌勻，淋在地瓜葉上即可。

Ps. 燙菜時在沸水加幾滴油讓口感更佳。

兩人份	熱量 Kcal	蛋白質 g	醣 類 g	脂 質 g	飽和脂肪酸	反式脂肪酸	膳食纖維 g	鈣 mg	鈉 mg
營養素含量	107.84	7.45	8.41	6.22	0.81	0	6.41	175.12	447.36

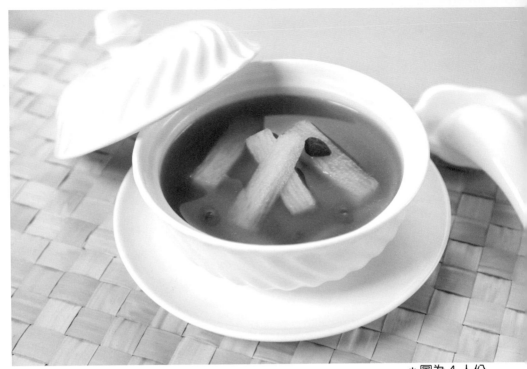

＊圖為1人份

枸杞燉山藥湯

山藥可預防癌症，協助人體產生新細胞、代謝壞細胞，使細胞變異率下降。可維持骨質的彈性、促進腸胃蠕動、抑制肺腫瘤，對骨癌、大腸癌、胃癌等疾病患者有益。

材料 ·（2人份）

枸杞 4g
山藥 240g
雞肋骨 50g
鹽 6g

1）材料洗淨，山藥切塊。
2）雞骨洗淨汆燙備用。
3）取一容器煮沸水放入燙過的雞骨。
4）雞骨煮一小時後加入山藥煮熟。
5）再加入枸杞放鹽調味即可。

兩人份	熱量 Kcal	蛋白質 g	醣類 g	脂質 g	飽和脂肪酸	反式脂肪酸	膳食纖維 g	鈣 mg	鈉 mg
營養素含量	185.75	5.06	32.6	5.31	0.01	0	2.08	15.12	41.2

午點：香蕉＋優酪乳

優酪乳能促進消化液的分泌，增加胃酸，因而能增強人的消化能力，促進食慾。也具有降低血液中膽固醇的作用。而香蕉可以預防中風和高血壓，因此具有保護血管的功能。

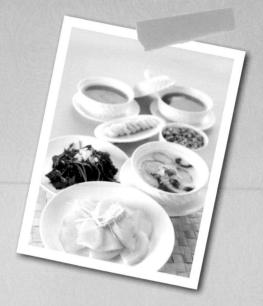

材料・（2人份）
香蕉 130g
原味優酪乳 480g

兩人份	熱量 Kcal	蛋白質 g	醣 類 g	脂 質 g	飽和 脂肪酸	反式 脂肪酸	膳食 纖維 g	鈣 mg	鈉 mg
營養素含量	470.63	15.13	92.69	6.5	4.26	0	2.08	308.9	130

Memo

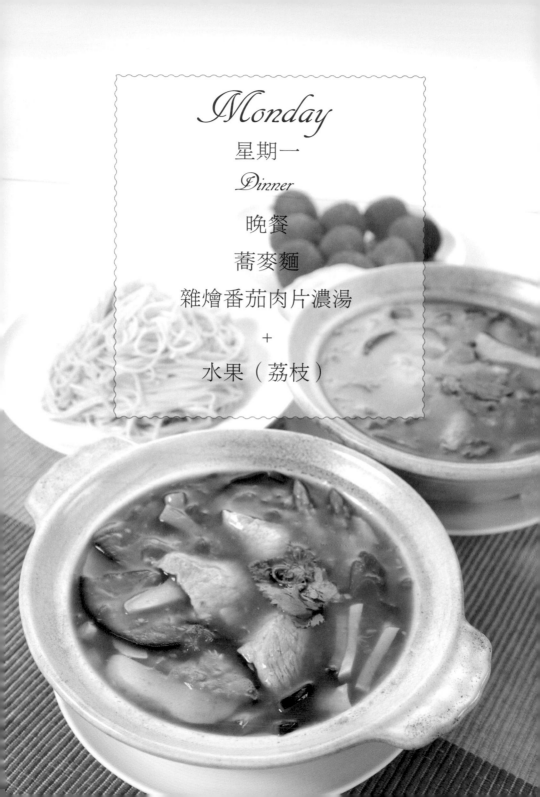

Monday

星期一

Dinner

晚餐

蕎麥麵

雜燴番茄肉片濃湯

+

水果（荔枝）

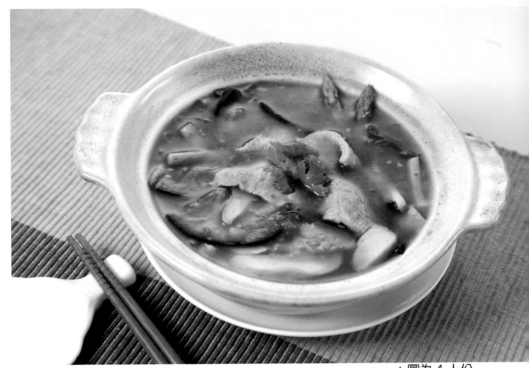

*圖為1人份

雜燴番茄肉片濃湯

番茄當中的茄紅素是抗氧化高手，可以有效預防癌症的生成。番茄、綠蘆筍、杏鮑菇、圓茄 含有豐富的纖維質，可以刺激腸胃蠕動，加速排廢物排出體外，減少致癌物的生成。

材料 ‧（2人份）

日本圓茄 100g
牛番茄 200g
綠蘆筍100g
香菇 100g
瘦肉 70g
橄欖油 10g
香菜 少許
日式柴魚醬油 5 大匙
水 10 大匙

番茄醬 30g
蒜泥 6g
太白粉水少許

1) 所有材料洗淨，圓茄、牛番茄、杏鮑菇、瘦肉 切片，綠蘆筍 切段。

2) 取一鍋水，加入牛番茄 煮沸，關小火，再圓茄、杏鮑菇、放煮約 5 ～ 10 分鐘。

3) 作法 2 放入肉片、續煮 5 分鐘，起鍋前放入綠蘆筍以及調味料太白粉勾芡即可。

兩人份	熱量 Kcal	蛋白質 g	醣 類 g	脂 質 g	飽和 脂肪酸	反式 脂肪酸	膳食 纖維 g	鈣 mg	鈉 mg
營養素含量	324.02	22.79	30.37	13.7	2.5	0	10.21	63.59	659.83

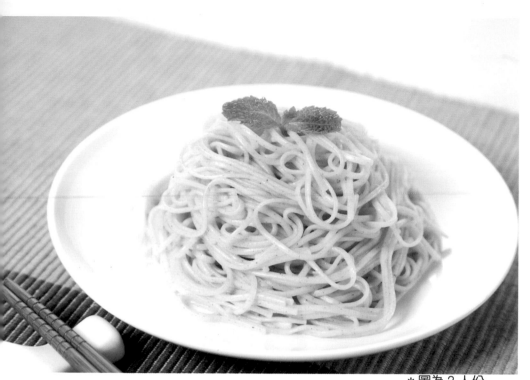

*圖為 2 人份

蕎麥麵（涼麵）

蕎麥又稱「淨腸草」，能幫助清理腸道廢物。其蛋白質含量是大米的五倍，有助於發育期的幼童發展。因蕎麥含有豐富的維生素 P，具保護血管功能。

材料・（2 人份）
蕎麥麵 120g

1) 取一鍋水，加熱煮沸，關小火，再放蕎麥麵煮約 5 ～ 10 分鐘。
2) 放入冰水冰鎮後，撈起拌入幾滴油。

Ps. 可拌苦茶油或橄欖油讓麵條不會黏在一起。

兩人份	熱量 Kcal	蛋白質 g	醣 類 g	脂 質 y	飽和 脂肪酸	反式 脂肪酸	膳食 纖維 g	鈣 mg	鈉 mg
營養素含量	427.28	14.76	85.8	1.92	0	0	0.84	21.6	170.4

水果：荔枝

荔枝含有豐富的維生素，可促進微細血管的血液循環，防止雀斑的發生，使皮膚更加光滑。而多食用荔枝能達到補腦健身，開胃益脾之效。

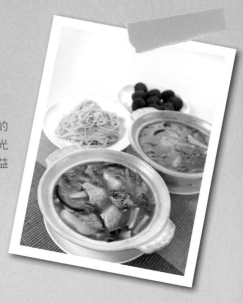

材料 ·（2人份）
荔枝 300g

兩人份	熱量 Kcal	蛋白質 g	醣 類 g	脂 質 g	飽和脂肪酸	反式脂肪酸	膳食纖維 g	鈣 mg	鈉 mg
營養素含量	116.14	2	29	0.6	0	0	2.6	22	12

Memo

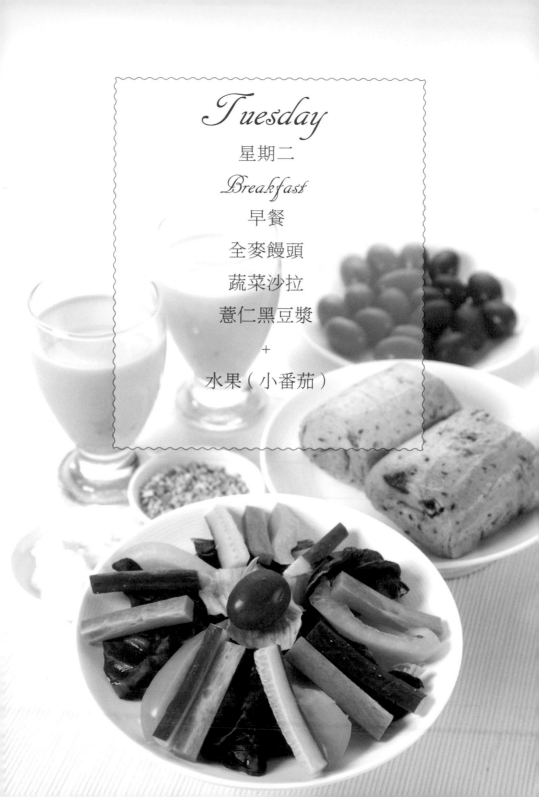

Tuesday

星期二

Breakfast

早餐

全麥饅頭

蔬菜沙拉

薏仁黑豆漿

+

水果（小番茄）

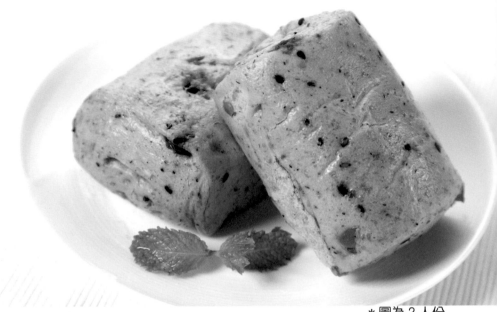

＊圖為 2 人份

全麥饅頭

全麥麵粉是用小麥磨成粉，小麥當中的維生素 E 是抗氧化高手，可有效消滅癌細胞，其豐富的纖維質也可以促進體內廢物的排泄，減少致癌物停留在腸道的時間。

材料 ·（2 人份）

全麥麵粉 400 公克
沙拉油 20 公克
酵母 24 公克
泡打粉 10 公克

如買現成的 90g
（約 3 份）

1）將所有材料及調味料混合揉成麵糰，用保鮮膜包起來。
2）作法 1 放置（醒著），冬天 10 分鐘，夏天 5 分鐘。
3）將麵條搓成長條狀，用刀切段，整型，再醒 20 分鐘。
4）作法 3 放進蒸籠，以大火蒸 10 分鐘即可。

兩人份	熱量 Kcal	蛋白質 g	醣類 g	脂質 g	飽和脂肪酸	反式脂肪酸	膳食纖維 g	鈣 mg	鈉 mg
營養素含量	523.58	14.4	95.94	9.54	5.05	0	6.48	28.8	199.8

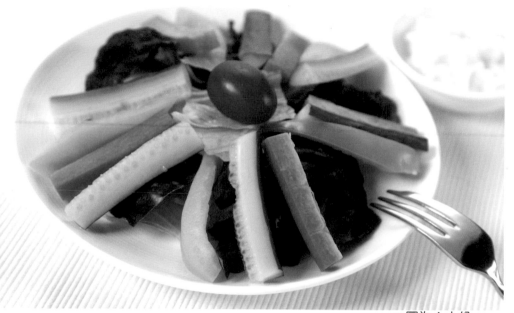

＊圖為 1 人份

蔬菜沙拉

小黃瓜具多重抗癌功效，減緩癌細胞生長、誘導癌細胞死亡、減少腸道致癌機會，亦可抗衰老、利尿、降低膽固醇，對心臟病、乳癌等疾病預防有益。紫色高麗菜能增強腸胃蠕動、防治過敏。甜椒是維他命 c 最多的蔬果，可抗氧化、抗癌、止痛、美容。

材料·（2 人份）
小黃瓜 60g
生菜 60g
紫色高麗菜 60g
紅蘿蔔 40g
黃甜椒 60g
沙拉醬 20g
美乃滋、和風醬、千島醬
（依個人喜好加入）

1) 將所有食材洗淨分切好冰鎮。
2) 瀝乾冰鎮好的食材裝盤淋上醬即可。

兩人份	熱量 Kcal	蛋白質 g	醣類 g	脂質 g	飽和脂肪酸	反式脂肪酸	膳食纖維 g	鈣 mg	鈉 mg
營養素含量	183.29	3.22	12.76	14	1.99	0	4.7	75.2	255.8

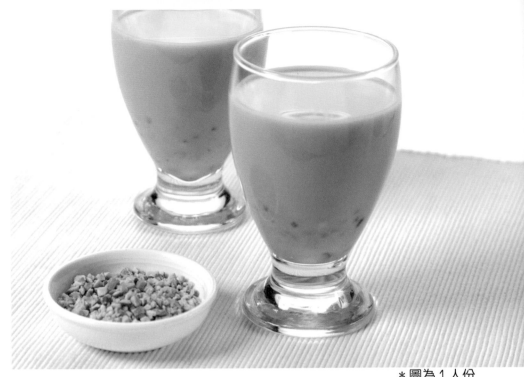

＊圖為1人份

薏仁黑豆漿

薏仁含有的薏苡酯可增強免疫力，能有效預防癌症形成，其豐富的纖維質也是通腸潤便的好幫手，能減少致癌物停留在腸道的時間。而黑豆當中的花青素，有很強的抗氧化作用，能提高人體免疫力，有效對抗癌細胞，延緩人體衰老。

材料 ·（2人份）
碎腰果（乾）16g
薏仁（乾）40g
黑豆（乾）40g
蜂蜜（依各人喜好加入）

1）將薏仁用電鍋蒸熟。
2）再將黑豆、熟薏仁、豆漿一起放入果汁機中，再加入蜂蜜攪打均勻撒上碎腰果即可。

兩人份	熱量 Kcal	蛋白質 g	醣類 g	脂質 g	飽和脂肪酸	反式脂肪酸	膳食纖維 g	鈣 mg	鈉 mg
營養素含量	381.23	22.3	41.7	15.58	0.7	0	9.98	92.32	27.36

水果：小番茄

番茄富有豐富的維生素 C 與鉀，是植化
素很好的來源。而番茄紅素可以降低罹
患攝護腺癌的風險，也具有保護心血管
的成分。

材料·（2人份）
小番茄 200g

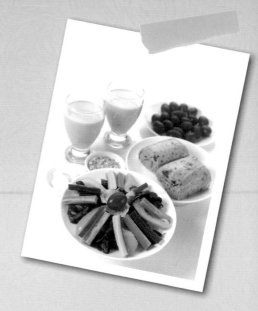

兩人份	熱量 Kcal	蛋白質 g	醣 類 g	脂 質 g	飽和 脂肪酸	反式 脂肪酸	膳食 纖維 g	鈣 mg	鈉 mg
營養素含量	64.29	2.8	9.2	2.6	0	0	2.8	34	34

Memo

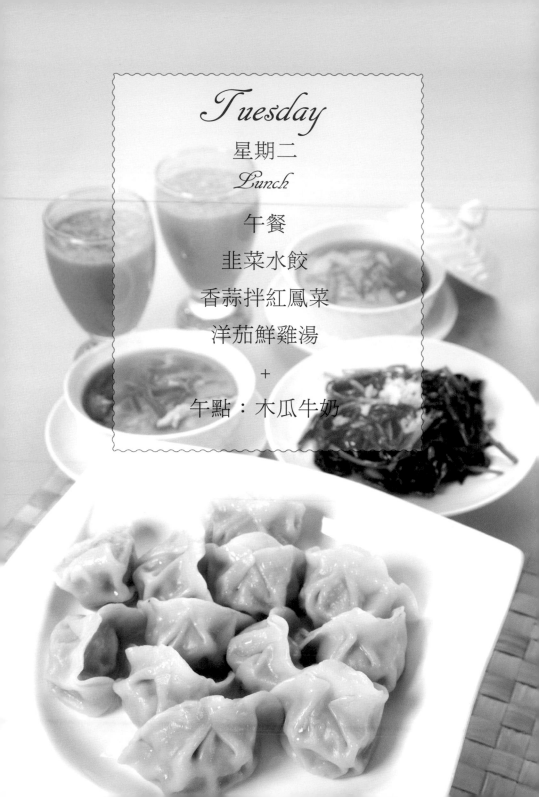

Tuesday

星期二
Lunch

午餐
韭菜水餃
香蒜拌紅鳳菜
洋茄鮮雞湯

+

午點：木瓜牛奶

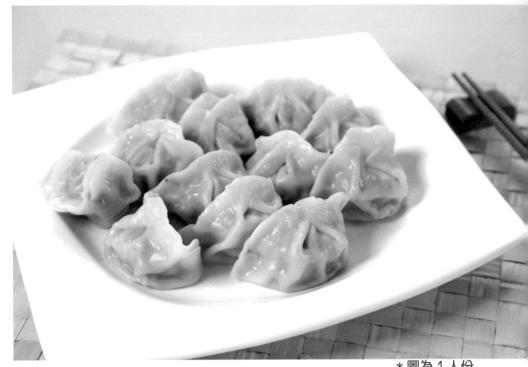

*圖為1人份

韭菜水餃

韭菜含有豐富的膳食纖維，可刺激腸胃蠕動，還具有將消化的廢物包裹起來隨糞便排出的功能，有「洗腸草」之稱，能有效率的清除大腸中的毒素，預防大腸癌。

材料 ‧（2人份）

水餃皮 240g（24 粒）
山藥丁 60g
玉米粒 50g
韭菜 300g
瘦豬絞肉 70g
青蔥 40g
香油 10g
鹽 10g
蒜頭 10g

1）韭菜洗淨、切末，加入 2 大匙鹽，拌抓至軟化，擠乾水分；山藥切丁。

2）將豬絞肉和調味料一起拌勻，拌打至充滿黏性後，再加入韭菜、玉米、山藥丁。

3）取一張水餃皮，包入約 1 匙的餡料，依序將水餃包好。

4）準備一鍋水，放入水餃煮滾，再加入半碗冷水，再煮滾，約加半碗冷水 2 ～ 3 次，等最後一次水滾，撈起水餃即可。

兩人份	熱量 Kcal	蛋白質 g	醣類 g	脂質 g	飽和 脂肪酸	反式 脂肪酸	膳食 纖維 g	鈣 mg	鈉 mg
營養素含量	540.98	20.16	54.48	27.36	9.79	0	4.32	43.2	1053.6

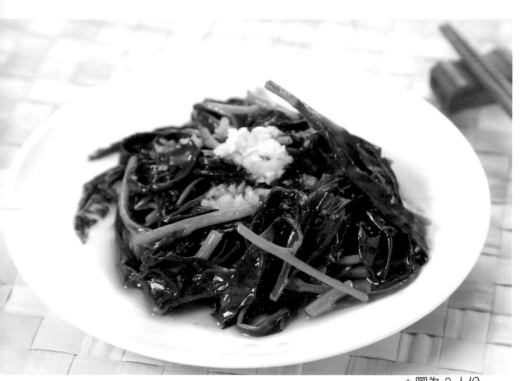

*圖為 2 人份

香蒜拌紅鳳菜

紅鳳菜具造血作用，幫助人體代謝水分，消水腫、降血壓、預防心血管疾病。因富含維生素 A 及 β 胡蘿蔔素，可減輕眼睛疲勞不適。

材料 · （2 人份）
紅鳳菜 140g
麻油 5g
蒜末 6g
鹽適量

1）紅鳳葉取老梗洗淨，用熱水汆燙煮熟。
2）撈出紅鳳葉後瀝乾、盛盤。
3）大蒜切碎，加入麻油和鹽拌勻，淋在紅鳳葉上即可。

Ps. 燙菜時在沸水加幾滴油讓口感更佳。

兩人份	熱量 Kcal	蛋白質 g	醣類 g	脂質 g	飽和脂肪酸	反式脂肪酸	膳食纖維 g	鈣 mg	鈉 mg
營養素含量	75.31	2.83	4.23	5.86	0.8	0	4.55	203.72	33.96

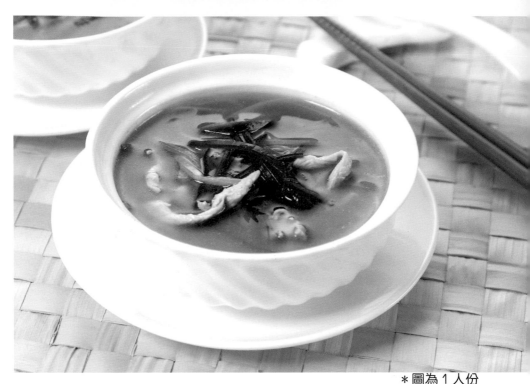

*圖為 1 人份

洋茄鮮雞湯

洋蔥當中的檞皮素都是強力的抗氧化劑，可以去除自由基，達到有效預防癌症的功效。

材料 ·（2 人份）
雞胸肉 60g
洋蔥 100g
茄子 40g
橄欖油 10g
紅辣椒絲 6g
蒜末 6g
鹽 4g
黑白胡椒少許

1) 所有材料（雞胸肉 洋蔥 茄子）洗淨、瀝乾、切絲，備用。
2) 準備一鍋水先加入高湯、雞胸肉絲煮熟，再加入洋蔥絲、茄子絲一起煮，最後加調味料即可。

兩人份	熱量 Kcal	蛋白質 g	醣類 g	脂質 g	飽和脂肪酸	反式脂肪酸	膳食纖維 g	鈣 mg	鈉 mg
營養素含量	209.56	15.56	12.08	11.73	1.97	0	3.14	39.88	25.12

午點：木瓜牛奶

木瓜具有建脾消食的作用，有利於人體對食物進行消化和吸收。另外，也可幫助分解肉食，達到瘦身之效。而牛奶中含有豐富的蛋白質，因此消化率極高。

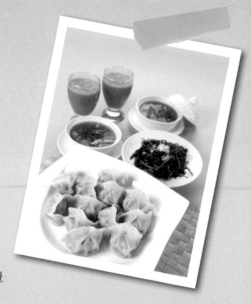

材料・（2人份）
木瓜 190g
低脂牛奶 480cc

1) 木瓜削皮去籽、切塊。
2) 將木瓜放入果汁機，再倒入低脂奶，攪拌均勻即可。

兩人份	熱量 Kcal	蛋白質 g	醣 類 g	脂 質 g	飽和 脂肪酸	反式 脂肪酸	膳食 纖維 g	鈣 mg	鈉 mg
營養素含量	334.36	15.92	49.76	9.31	6.25	0	3.23	552.6	199.6

Memo

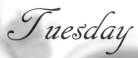

Tuesday

星期二
Dinner

晚餐

紅蘿蔔絲雜糧飯

清蒸虱目魚

芹香豆乾絲

黑木耳炒鳳梨

蓮藕湯

+

水果（芭樂）

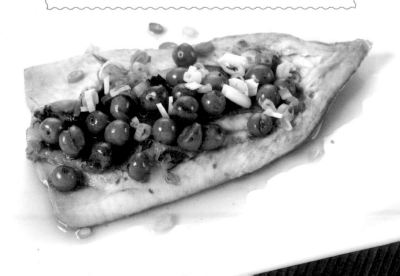

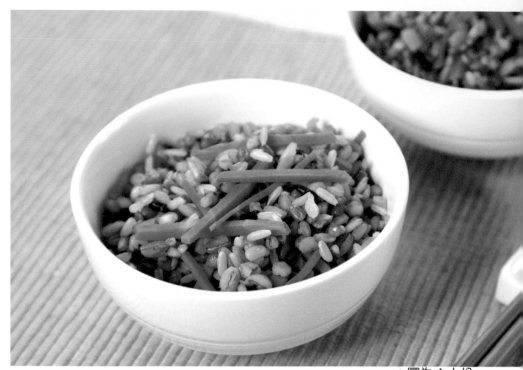

*圖為 1 人份

紅蘿蔔絲雜糧飯

五穀雜糧含有豐富維生素 B 群、維生素 E 及纖維質，可以增進免疫力，對抗自由基；預防癌症的形成。紅蘿蔔中的 β 胡蘿蔔素能增強免疫力、對抗癌症，其豐富的纖維質也是大腸癌的剋星。

材料 ·（2 人份）
紅蘿蔔 80g
五穀雜糧米 160g

1）任選三～五種雜糧（糙米、薏仁、小麥、蕎麥、紫米）洗淨，浸泡一小時，放入電鍋中煮熟。
2）紅蘿蔔洗淨、切絲，放入煮沸的水中燙熟。
3）作法 2 拌入雜糧飯一起食用即可。

兩人份	熱量 Kcal	蛋白質 g	醣類 g	脂質 g	飽和脂肪酸	反式脂肪酸	膳食纖維 g	鈣 mg	鈉 mg
營養素含量	587.1	17.44	116.28	5.04	0.17	0	9.84	43.2	68.4

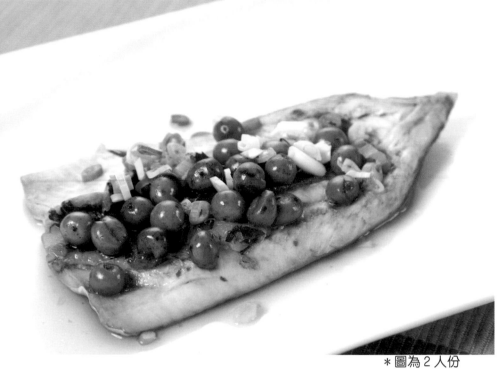

*圖為2人份

清蒸虱目魚

虱目魚內含 DHA，對胎兒視力有益，能協助腦部充分發展。虱目魚亦可保護皮膚黏膜、增加全身體抗力及發育能力，維持消化系統功能、促進血液循環。

材料 ·（2人份）
虱目魚 105g
破布子 10g
青蔥 10g
米酒 10g

1）虱目魚洗淨，灑米酒、加破布子、放入電鍋中蒸熟。
2）電鍋跳起時加青蔥後悶一下再起鍋。

兩人份	熱量 Kcal	蛋白質 g	醣類 g	脂質 g	飽和脂肪酸	反式脂肪酸	膳食纖維 g	鈣 mg	鈉 mg
營養素含量	238.77	23.42	1.99	12.88	4.95	0	2.06	28.9	534.9

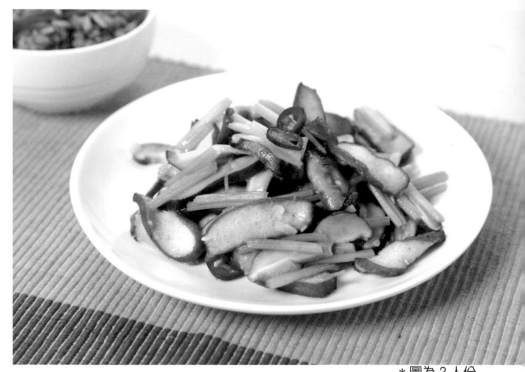

＊圖為 2 人份

芹香豆乾絲

芹菜與香菇當中豐富的纖維質，更是排除腸道毒素的清道夫，可以協助廢物加速
排出體外，減少致癌物在體內生成的機率。

材料·（2人份）
黃豆（乾）70g
芹菜 80g
溼香菇 60g
油 10g
蒜頭 6g
紅辣椒 4g
鹽 4g

1）材料洗淨，香菇、黃豆乾切片，芹菜切段，蒜頭切碎。
2）起油鍋，蒜頭與紅辣椒爆香，先放入黃豆乾拌炒，再加入香菇，最後放芹菜，調味後炒至入味即可。

兩人份	熱量 Kcal	蛋白質 g	醣類 g	脂質 g	飽和脂肪酸	反式脂肪酸	膳食纖維 g	鈣 mg	鈉 mg
營養素含量	260.97	16.66	11.56	17.3	2.64	0	6.05	252.22	373.46

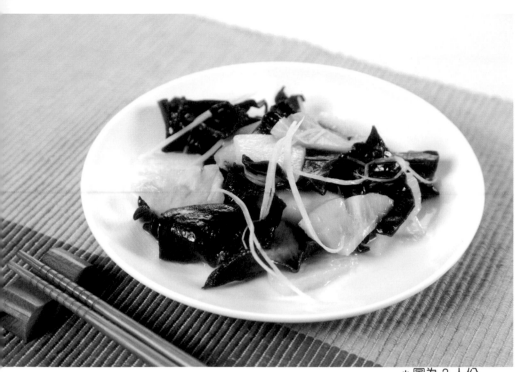

*圖為 2 人份

黑木耳炒鳳梨

黑木耳含豐富的多醣體，可以提升人體免疫力，又可以抑制腫瘤細胞的生長，是抗癌的最佳高手。鳳梨的維生素 C 是抗氧化的高手，可以對抗癌症，且鳳梨酵素與豐富的膳食纖維，也有助加速腸道蠕動，促進排泄。

材料 ·（2 人份）
溼黑木耳 120g
鳳梨 125g
油 5g
生薑絲 5g

1）黑木耳洗淨、切塊，鳳梨切片；薑切絲，備用。
2）起油鍋，先爆香薑絲，放入鳳梨、木耳拌炒，再放入調味料，並點水，燜燒至湯汁收乾即可。

兩人份	熱量 Kcal	蛋白質 g	醣 類 g	脂 質 g	飽和 脂肪酸	反式 脂肪酸	膳食 纖維 g	鈣 mg	鈉 mg
營養素含量	182.66	2.25	22.22	10.61	1.57	0	9.65	62.95	35.55

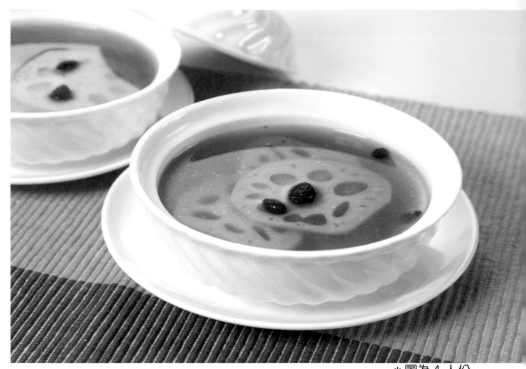

蓮藕湯

蓮藕可促進血液循環、增加食慾、止吐、調節食慾不振、提高免疫力,抗癌功能佳。內含生物鹼,可抑制癌症細胞繁殖及腫瘤生長。蓮藕中的類胡蘿蔔素在人體作用後,能幫助肝臟排毒。

材料 ·（2人份）
蓮藕片 140g
大骨半付
枸杞 4g
鹽 少許

1）大骨用熱水汆燙備用,蓮藕洗淨切片,枸杞洗淨。
2）取一容器煮沸水,滾時加入大骨滾一小時,加入蓮藕煮熟,再加入枸杞,少許鹽調味即可。

兩人份	熱量 Kcal	蛋白質 g	醣 類 g	脂 質 g	飽和脂肪酸	反式脂肪酸	膳食纖維 g	鈣 mg	鈉 mg
營養素含量	112.27	3.02	25.56	0.45	0.01	0	4.36	31.12	43.4

水果：芭樂

芭樂是果膠與膳食纖維一個很好的來源，也含有鉀與磷。芭樂還可用來治療喉嚨痛、暈眩等症狀。而芭樂葉也可用來治療腹瀉和牙齦流血等問題。

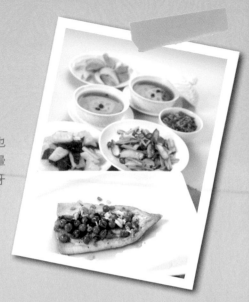

材料 ·（2人份）
芭樂 120g

兩人份	熱量 Kcal	蛋白質 g	醣 類 g	脂 質 g	飽和 脂肪酸	反式 脂肪酸	膳食 纖維 g	鈣 mg	鈉 mg
營養素含量	106.9	2.56	26.56	0.12	0	0	9.6	12.8	16

Memo

Wednesday

星期三

Breakfast

早餐

五穀飯糰

紅豆薏仁湯

＋

水果（葡萄柚）

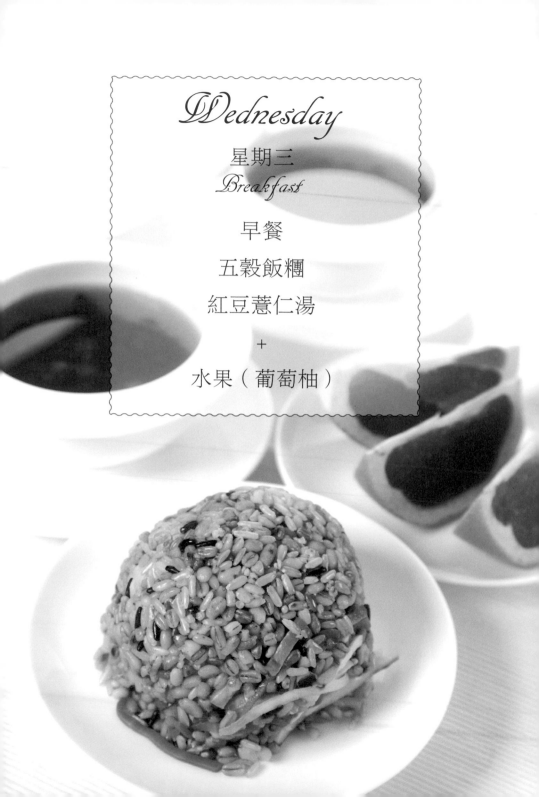

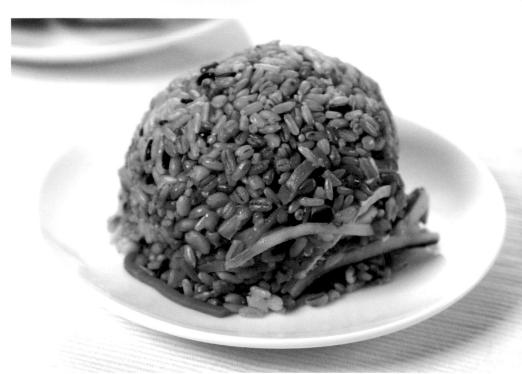

*圖為 2 人份

五穀飯糰

糙米有一種獨特且豐富的生育三烯醇，具有抗癌功效；紫米富含花青素，可延緩衰老，對抗癌症；蕎麥的維生素 B 群及硒，有對抗癌症的效果；紅豆富含鐵質，可補血、促進血液循環，其膳食纖維也是降低大腸癌發生的好幫手；堅果含豐富的維生素 E，是很強的抗氧化劑，可以預防癌症形成。

材料 ·（2 人份）
五穀米飯 240g（糙米、紫米、紅豆、蕎麥、白米各 48g）
配料：滷雞蛋 56g、豆干絲（燙）25g、紅蘿蔔絲 60g、洋蔥絲（生鮮）40g
　　　小黃瓜 100g、碎杏仁果（乾）16g、黑白芝麻（乾）8g

1）將所有材料洗淨，浸泡 1 個小時。
2）作法 1 放入電鍋中，內鍋加 1 杯半的水，外鍋約加 2 杯水，煮熟。
3）作法 2 放入大碗中，加鹽及少許堅果拌勻，塞入配料。
4）作法 3 捏成喜愛的飯糰狀，即可食用。

兩人份	熱量 Kcal	蛋白質 g	醣類 g	脂質 g	飽和脂肪酸	反式脂肪酸	膳食纖維 g	鈣 mg	鈉 mg
營養素含量	1161.39	36.34	187.54	28.67	3.79	0	11.94	277.01	283.65

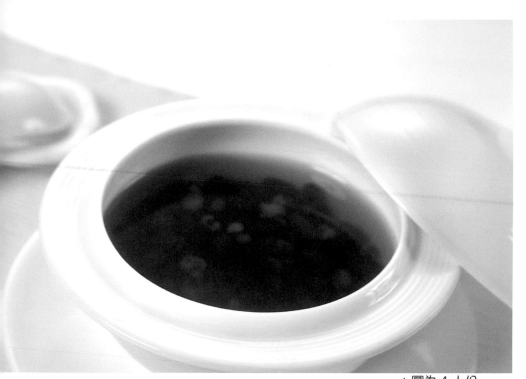

*圖為 1 人份

紅豆薏仁湯

薏仁可促進體內血液和水分的新陳代謝，有利尿、消腫的作用，能達到減肥的功效，薏仁中的薏仁醋，也有殺死癌細胞的功能。紅豆能使癌細胞不易生長，同時幫助人體消毒、抵抗病毒。可改善骨質疏問題、預防乳癌、大腸癌和攝護腺癌。

材料 ·（2 人份）
紅豆（乾）40g
薏仁（乾）20g
糖（依個人口味調適）

1）將所有材料洗淨，個別浸泡 1 個小時。
2）取一容器加水，水滾後加入紅豆及薏仁，煮熟後再加入糖即可。

兩人份	熱量 Kcal	蛋白質 g	醣 類 g	脂 質 g	飽和脂肪酸	反式脂肪酸	膳食纖維 g	鈣 mg	鈉 mg
營養素含量	200.24	11.74	35.28	1.68	0.04	0	5.2	47.6	1.4

水果：葡萄柚

葡萄柚含有一種類黃酮素柚皮　，其中
的 β 胡蘿蔔素及維生素 C 可以和柚皮
一起協同達到抗氧化的作用，有效去除
自由基，達到預防癌症的效果。

材料・（2 人份）
葡萄柚 380g

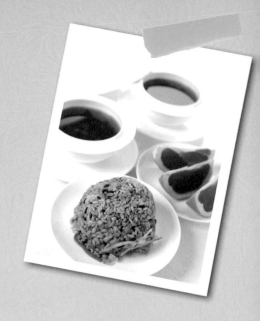

兩人份	熱量 Kcal	蛋白質 g	醣 類 g	脂 質 g	飽和 脂肪酸	反式 脂肪酸	膳食 纖維 g	鈣 mg	鈉 mg
營養素含量	121.08	2.66	28.5	1.14	0	0	4.56	79.8	26.6

Memo

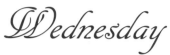

Wednesday

星期三

Lunch

午餐

牛肉彩椒義大利麵

南瓜濃湯

+

午點：紅蘿蔔果凍

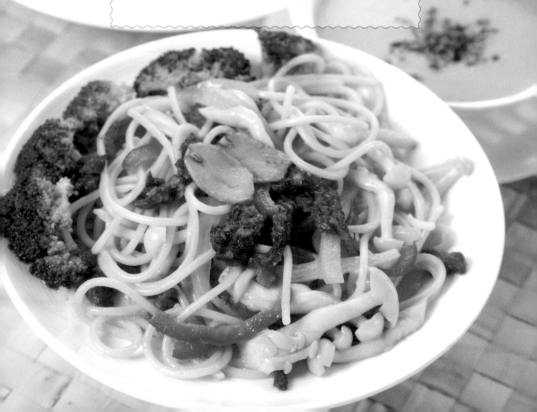

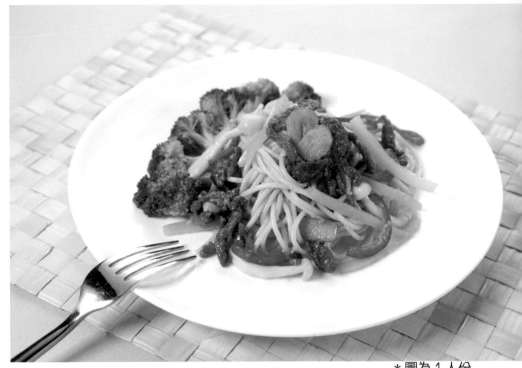

*圖為1人份

牛肉彩椒義大利麵

甜椒當中的茄紅素、β 胡蘿蔔素、維生素 C 都具有很強的抗氧化作用，能去除自由基，達到防癌功效。

材料 ·（2人份）

義大麵 120g
牛肉 140g
紅甜椒 60g
黃甜椒 80g
青花菜 160g
雪白菇 100g
起司粉 30g
橄欖油 20g（1 大匙）
鹽 2g（半小匙）
蒜片 6g

1）準備一鍋水，將義大利麵燙熟。
2）將所有材料洗淨，紅、黃甜椒、牛肉，切絲；蒜頭切片。
3）青花菜切朵、燙熟備用。
4）起油鍋，先放入蒜頭，再將作法 2 的所有材料一起爆香，再加入調味料一起熬煮。
5）將作法 1 加入作法 4，再加入調味料一起拌勻，裝盤擺上燙熟的青花菜即可。

兩人份	熱量 Kcal	蛋白質 g	醣 類 g	脂 質 g	飽和 脂肪酸	反式 脂肪酸	膳食 纖維 g	鈣 mg	鈉 mg
營養素含量	969.1	53.38	114.93	36.68	12.12	0	11. 35	293.52	864.06

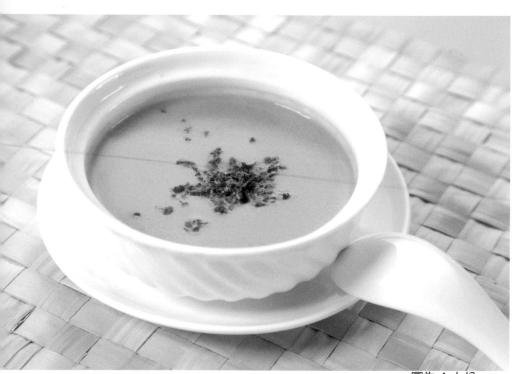

＊圖為１人份

南瓜濃湯

南瓜當中的南瓜子含大量的鋅，男人常吃可以預防前列腺的肥大，南瓜當中豐富的維生素 E 也具有抗老化、預防癌症的功效。

材料・（2人份）
南瓜 220g
低脂奶 340g
羅勒末（葉）少許
鹽 3g

1）南瓜洗淨，切塊。蒸熟。
2）將蒸熟的南瓜，放入果汁調理機，加低脂奶攪拌均勻。
3）將作法 2 倒入鍋中，用小火煮沸，加入鹽調味，上桌前撒上羅勒末即可。

兩人份	熱量 Kcal	蛋白質 g	醣 類 g	脂 質 g	飽和 脂肪酸	反式 脂肪酸	膳食 纖維 g	鈣 mg	鈉 mg
營養素含量	304.27	15.48	47.94	6.9	4.43	0	3.74	387	138.2

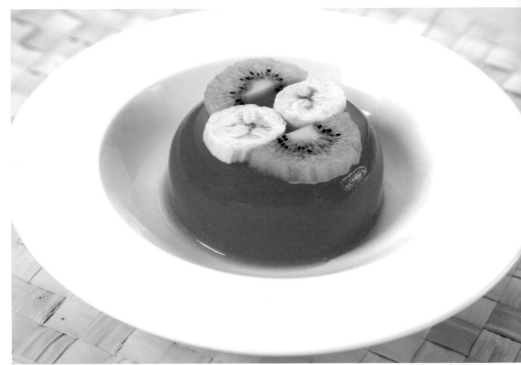

＊圖為１人份

紅蘿蔔果凍

紅蘿蔔當中的 β 胡蘿蔔素與纖維質，是增強免疫力，預防癌症的最佳尖兵。洋菜粉是一種植物果膠，具有低熱量，又可以增加飽足感的特質，食用後能使大便柔軟，促進廢物的排泄，降低大腸癌發生的機率。

材料・（2人份）
香蕉 28g
奇異果 55g
紅蘿蔔 100g
洋菜粉 8g
糖（依個人口味調適）

1）紅蘿蔔洗淨，去皮、切塊，放入果汁機攪勻。
2）將作法 1 再加入香蕉、奇異果、水、糖再攪拌均勻。
3）作法 2 倒入鍋子中，置於爐上用小火加熱，慢慢加入洋菜粉，一邊用湯匙攪勻，直至洋菜粉充份溶化。
4）作法 3 熄火，倒入模型，待涼，放入冰箱冷藏後即可食用。

兩人份	熱量 Kcal	蛋白質 g	醣 類 g	脂 質 g	飽和 脂肪酸	反式 脂肪酸	膳食 纖維 g	鈣 mg	鈉 mg
營養素含量	110.29	2.14	26.09	0.73	0	0	10.26	65.54	88.78

Wednesday

星期三

Dinner

晚餐

紫米飯

蘋果咖哩雞

枸杞絲瓜

涼拌海帶根

香菇筍片湯

+

水果（葡萄）

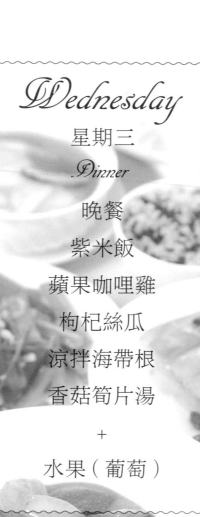

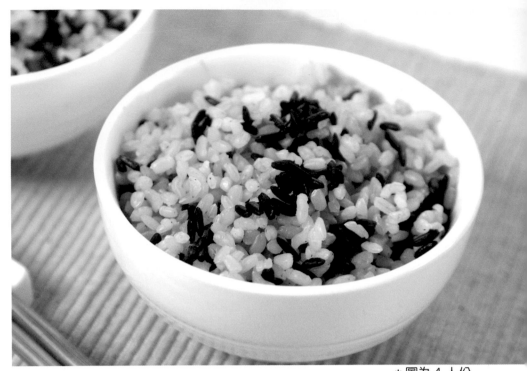

＊圖為 1 人份

紫米飯

紫米可預防心臟病、癌症。紫米有助保護血管防止動脈硬化、改善貧血情況、防止人體 DNA 受損。

材料 ·（2 人份）
胚芽米（乾）160g
紫米（粒）40g

1）紫米、胚芽米洗淨，浸泡一小時，加入適量的水，放入電鍋中煮熟即可。

兩人份	熱量 Kcal	蛋白質 g	醣 類 g	脂 質 g	飽和 脂肪酸	反式 脂肪酸	膳食 纖維 g	鈣 mg	鈉 mg
營養素含量	697.76	16.04	142.68	5.64	0	0	4.64	20.8	5.2

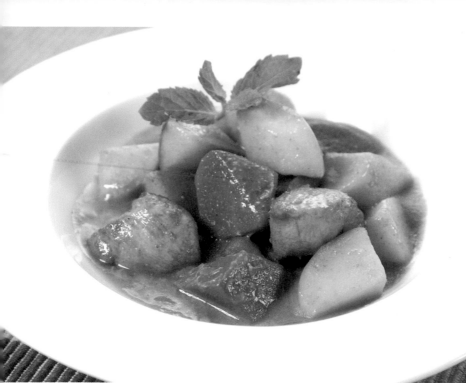

＊圖為 1 人份

蘋果咖哩雞

蘋果、紅蘿蔔、馬鈴薯，含有豐富的維生素與植化素，能提高人體的免疫能力，消滅癌細胞，而豐富的膳食纖維，也是預防大腸癌的最佳幫手。根據科學研究顯示，咖哩當中的薑黃素可以抑制癌細胞的生長，特別是針對胃癌、大腸癌、乳癌都具有顯著效果。

材料 ·（2 人份）
雞胸肉 90g
洋芋（馬鈴薯） 180g
紅蘿蔔 100g
蘋果（帶皮） 112g
橄欖油 15g
香辛料、咖哩粉 10g
鹽 2g

1）將蔬果洗淨，蘋果、馬鈴薯、紅蘿蔔切塊。
2）雞肉洗淨，汆燙，去血水；紅蘿蔔放入鍋中燙熟。
3）起油鍋，加入雞肉快炒 2 分鐘，再加入紅蘿蔔、蘋果、馬鈴薯續炒。
4）作法 3 加咖哩粉、水，用小火略煮，蓋鍋燜 3 分鐘即可熄火。

兩人份	熱量 Kcal	蛋白質 g	醣 類 g	脂 質 g	飽和脂肪酸	反式脂肪酸	膳食纖維 g	鈣 mg	鈉 mg
營養素含量	501.1	28.17	56.33	19.27	3.06	0	10.73	116.96	179.18

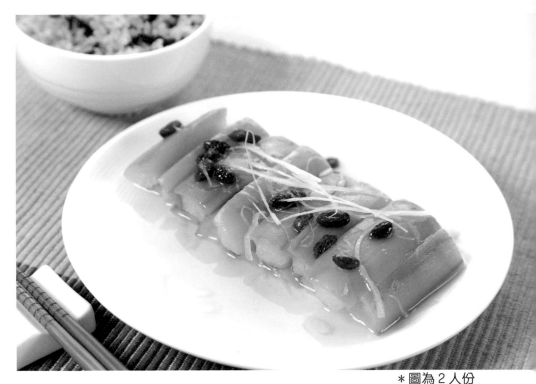

＊圖為 2 人份

枸杞絲瓜

絲瓜含有維他命 C、維他命 E、微量硒，這些都是很強力的抗氧化劑，可以抑制癌
細胞在體內形成，絲瓜含有水溶性及非水溶性纖維，有助腸道蠕動，使致癌物質
隨糞便排出，不滯留於腸道中。

材料 ·（2 人份）
絲瓜 200g
枸杞 4g
薑絲 6g
鹽少許

1) 絲瓜洗淨，去皮、切塊。
2) 起油鍋，放入絲瓜塊，加薑絲一起拌炒，加點
水，蓋鍋略燜，待絲瓜熟軟。
3) 起鍋前加點鹽、枸杞調味即可。

兩人份	熱量 Kcal	蛋白質 g	醣 類 g	脂 質 g	飽和脂肪酸	反式脂肪酸	膳食纖維 g	鈣 mg	鈉 mg
營養素含量	45.63	2.54	8.81	0.44	0.01	0	1.9	24.14	20.44

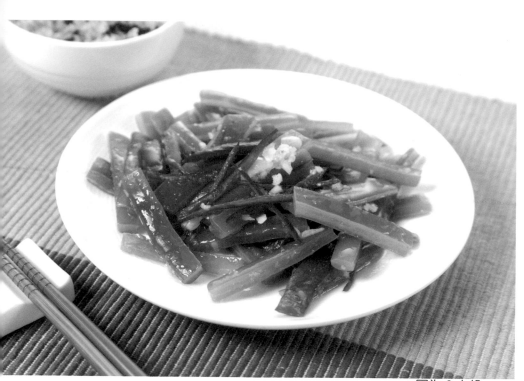

＊圖為２人份

涼拌海帶根

海帶含有大量甘露醇成分，可利尿消腫、防治腎功能衰竭、老年性水腫、藥物中毒等。對防治動脈硬化、高血壓、慢性氣管炎、慢性肝炎、貧血、水腫等疾病都有很好的功效。

材料·（2人份）
海帶根 140g
蒜末 6g
紅辣椒絲 4g
香油 5g
鹽 2g

1）海帶根洗淨，放入加水的鍋中煮熟，取出放涼。
2）調味料混合拌勻後，倒入作法1再拌一下即可。

兩人份	熱量 Kcal	蛋白質 g	醣 類 g	脂 質 g	飽和脂肪酸	反式脂肪酸	膳食纖維 g	鈣 mg	鈉 mg
營養素含量	67.26	1.24	4.32	5.31	0.77	0	4.68	127.36	850.2

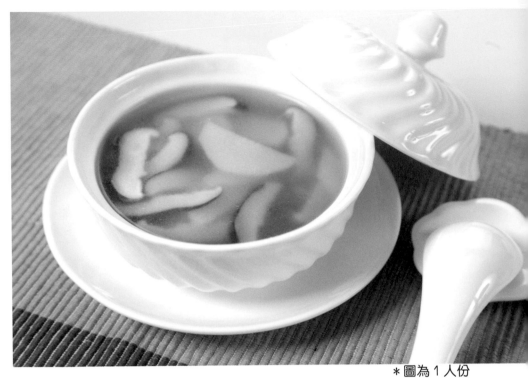

＊圖為 1 人份

香菇筍片湯

竹筍有低脂肪、高纖維的特點，並且含有大量的維生素 C、維生素 B，可以提高免疫力，對抗癌症，而豐富的纖維質，能使致癌物不滯留於腸道中，以達到降低大腸癌的機率。臨床研究證實，香菇當中的香菇多醣可以抑制腫瘤細胞的生長，具有提高免疫力的效果。

材料 · （2 人份）

綠竹筍 100g
濕香菇 60g
薑片 10g
油 5g
鹽適量

1）綠竹筍去殼，剖成兩半，切成薄片，放入加水的鍋中煮 20 分鐘。
2）香菇、薑絲洗淨後，切片。
3）起油鍋爆香薑片、香菇、加水大火煮 3 分鐘後，再加入筍片煮。
4）起鍋前加鹽調味即可。

兩人份	熱量 Kcal	蛋白質 g	醣 類 g	脂 質 g	飽和 脂肪酸	反式 脂肪酸	膳食 纖維 g	鈣 mg	鈉 mg
營養素含量	87.01	4.21	7.17	5.46	0.78	0	4.84	10.5	3.6

水果：葡萄

葡萄內含有前花青素，這種抗氧化劑比維生素E多出二十倍的抗氧化力，也比維生素C多出五十倍的抗氧化力。具有抗發炎與抗致癌因子的成分。

材料．（2人份）
葡萄 280g

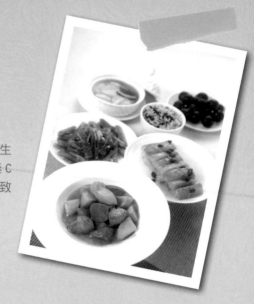

兩人份	熱量 Kcal	蛋白質 g	醣 類 g	脂 質 g	飽和 脂肪酸	反式 脂肪酸	膳食 纖維 g	鈣 mg	鈉 mg
營養素含量	145.25	1.82	37.44	0.52	0	0	1.56	10.4	18.2

Memo

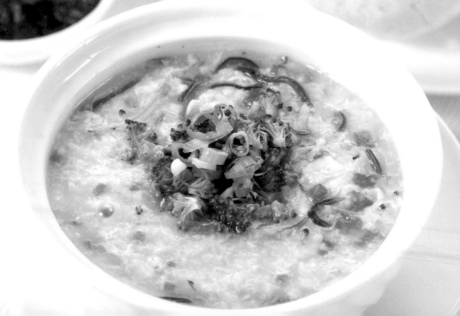

Thursday

星期四

Breakfast

早餐

鮮蔬魚蛋粥

烤饅頭

+

水果（蘋果）

配料
用餐時再灑碎堅果 16g
海苔（壓碎、乾）少許

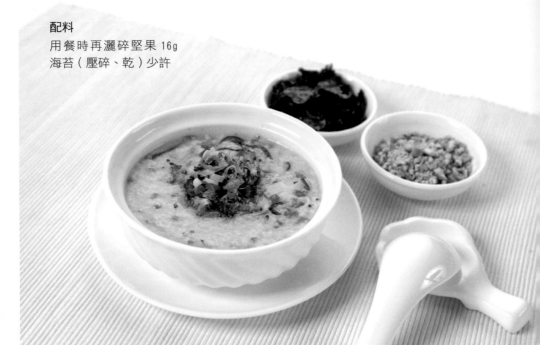

＊圖為 1 人份

鮮蔬魚蛋粥

紅蘿蔔的 β 胡蘿蔔素，花椰菜的維生素 C，可以有效預防自由基的攻擊，達到對抗癌細胞的效果。

材料　（2 人份）
糙米 240g
紅蘿蔔 60g
青花菜 100g
（綠色花椰菜）
濕木耳 40g
吻仔魚 10g
雞蛋 110g(約兩顆)
香油 10g
青蔥 6g
胡椒鹽少許

1）糙米先浸泡 2 小時。
2）紅蘿蔔洗淨、切丁；青花菜（花椰菜）洗淨，分小朵，濕木耳洗淨切絲、 吻仔魚洗淨瀝乾備用。
3）準備一只鍋，放入高湯，再加少許水，先將糙米煮半個小時。
4）作法 3 依序加入紅蘿蔔、花椰菜、木耳、吻仔魚，熬煮 8 分鐘。
5）作法 4 最後打整顆雞蛋下去再煮 2 分鐘，入香油、鹽略煮勻即可熄火。

兩人份	熱量 Kcal	蛋白質 g	醣 類 g	脂 質 g	飽和 脂肪酸	反式 脂肪酸	膳食 纖維 g	鈣 mg	鈉 mg
營養素含量	1239.54	41.26	185.64	36.67	5.45	0	18. 46	170.84	284.70

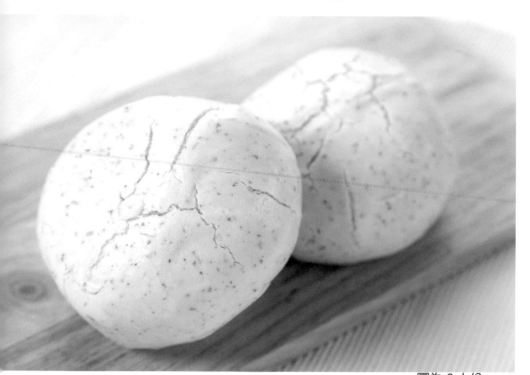

*圖為2人份

烤饅頭

饅頭主要成分是碳水化合物,是人體能量的基本成分。中筋麵粉發酵,因此易消化吸收。能減輕腸胃負擔,如胃酸過多、脹肚、消化不良而致腹瀉等症狀。

材料 ·（2人份）
中筋麵粉 50g
全麥麵粉 50g
水 50ml
快速酵母 1g
黑糖粉少許

1）準備一個不銹鋼鍋子。
2）將黑糖粉加入 50ml 的開水中攪拌,再加入快速酵母並攪拌均勻。
3）將中筋麵粉和全麥麵粉放入鍋中,並將黑糖酵母水慢慢加鍋內,搓揉麵糰至不黏手。
4）包覆保鮮膜,靜置一個小時,再使用電鍋蒸熟。
5）最後放置烤箱中 5 分鐘即可。

兩人份	熱量 Kcal	蛋白質 g	醣類 g	脂質 g	飽和脂肪酸	反式脂肪酸	膳食纖維 g	鈣 mg	鈉 mg
營養素含量	165.9	4.44	34.08	1.44	0.83	0	1.38	5.4	54.6

水果：帶皮蘋果

蘋果不含飽和脂肪、膽固醇和鈉，堪稱
心血管的保護神。而蘋果中的膠質也能
保持血糖的穩定，且有效降低膽固醇。
另外，還能改善呼吸系統和肺功能。

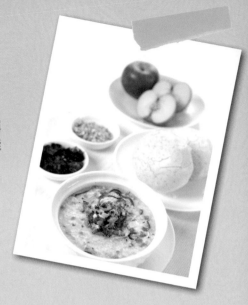

材料・（2人份）
蘋果 230g

兩人份	熱量 Kcal	蛋白質 g	醣類 g	脂質 g	飽和脂肪酸	反式脂肪酸	膳食纖維 g	鈣 mg	鈉 mg
營養素含量	108.68	0.23	29.44	1.23	0	0	3.68	6.9	9.2

Memo

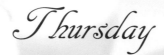

Thursday

星期四
Lunch

午餐

蕎麥小米飯

涼拌雞絲

蒜香茄子

涼拌四季豆

玉米排骨湯

+

午點：優酪乳香蕉

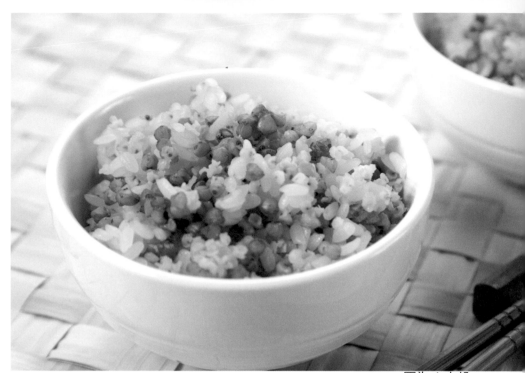

＊圖為１人份

蕎麥小米飯

蕎麥營養豐富，其蛋白質、維生素，有效降低血脂肪、保護眼睛、軟化血管，因蕎麥可殺菌消炎，故有「消炎糧食」之稱。其內含維生素 E，可抗氧化，膳食纖維的成分，可將腸內膽汁排出，有助預防動脈硬化、促進人體消化等功能。

材料・（２人份）
蕎麥（乾）40g
小米（乾）40g
白米（乾）120g

1）先將所有材料洗淨，再泡水一小時。
2）再使用電鍋蒸熟即可。

兩人份	熱量 Kcal	蛋白質 g	醣 類 g	脂 質 g	飽和脂肪酸	反式脂肪酸	膳食纖維 g	鈣 mg	鈉 mg
營養素含量	836.12	18.06	179.18	3.26	0.33	0	3.72	10.2	7.6

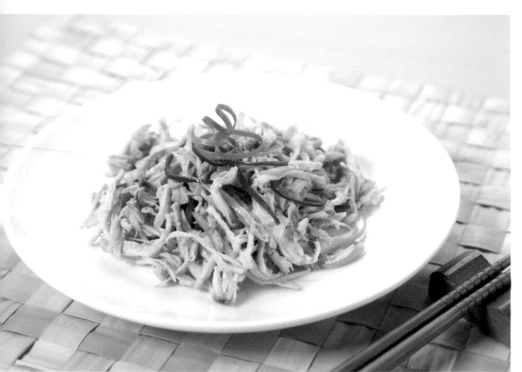

*圖為 2 人份

涼拌雞絲

雞肉本身含優質蛋白質、脂肪含量少，能增強體力、強壯身體，提高身體的免疫能力，增加對癌細胞的抵抗力，雞絲最好都去雞皮，因為雞皮比較容易累積毒素。

材料・（2 人份）

雞胸肉 90g
紅椒絲 60g
橄欖油 5g
青蔥 6g
鹽適量
米酒 10g

1）雞胸肉洗淨、去皮、瀝乾，放入鍋中，再加入蔥段、米酒放入電鍋蒸熟。
2）作法 1 取出蒸熟的雞胸肉待涼，並將鍋中的湯汁保留。
3）作法 2 的雞胸肉，撥絲備用。
4）紅椒洗淨、瀝乾，切絲備用。
5）湯汁加鹽、橄欖油、青蔥調勻。
6）鋪上作法 3 的雞絲與作法 4 紅椒絲，再淋上作法 5 的調味料，即可食用。

兩人份	熱量 Kcal	蛋白質 g	醣類 g	脂質 g	飽和脂肪酸	反式脂肪酸	膳食纖維 g	鈣 mg	鈉 mg
營養素含量	190.46	22.02	7.59	6.85	1.32	0	4.94	17.16	53.4

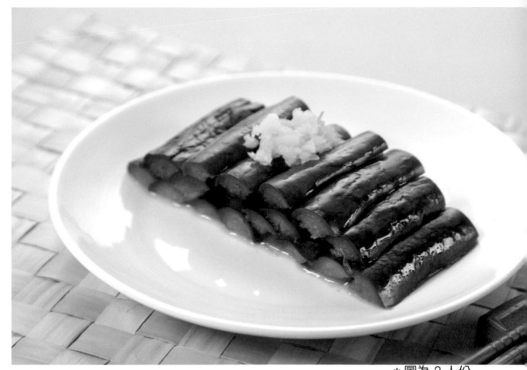

*圖為2人份

蒜香茄子

茄子含豐富的花青素、維生素P、綠原酸、龍葵鹼,具有很高的抗氧化效果,能抑制腫瘤的生成,達到對抗癌症的效果。

材料 ·(2人份)
茄子 200g
蒜末 6g
油 10g
鹽 2g

1)茄子洗淨、去蒂、對剖,每條再橫切2～3段;蒜頭拍碎。
2)將茄子放入電鍋中,蒸熟,冷卻,再切成5公分長段,裝盤。
3)將調味料和蒜末一起拌勻,淋於茄子上即可。

兩人份	熱量 Kcal	蛋白質 g	醣 類 g	脂 質 g	飽和 脂肪酸	反式 脂肪酸	膳食 纖維 g	鈣 mg	鈉 mg
營養素含量	133.32	2.77	7.91	10.81	1.57	0	4.81	40.92	8.36

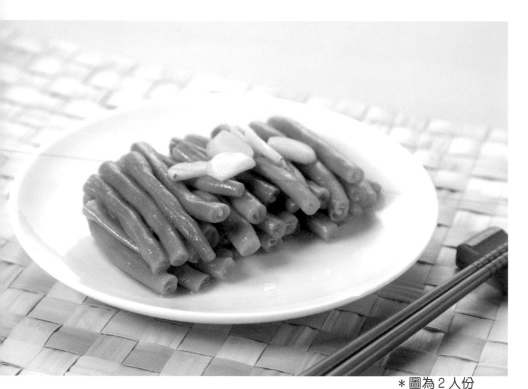

*圖為 2 人份

涼拌四季豆

四季豆含豐富的蛋白質，維生素 B 群，可以提高人體的免疫力，而豐富的膳食纖
維，能協助廢物和毒素的排出，降低癌症的發生機率。

材料・（2 人份）
四季豆 200g
蒜片 6g
香油 5g
鹽 2g

1）四季豆洗淨，將頭尾及硬梗絲去除，切 6 〜 7
公分段狀，蒜頭切片。
2）作法 1 入滾水氽燙至軟熟、撈出，瀝乾水分，
放入碗中。
3）作法 2 加入蒜片及所有調味料拌勻即可。

兩人份	熱量 Kcal	蛋白質 g	醣 類 g	脂 質 g	飽和 脂肪酸	反式 脂肪酸	膳食 纖維 g	鈣 mg	鈉 mg
營養素含量	104.88	4.57	10.51	5.22	0.77	0	5.81	58.92	6.36

93

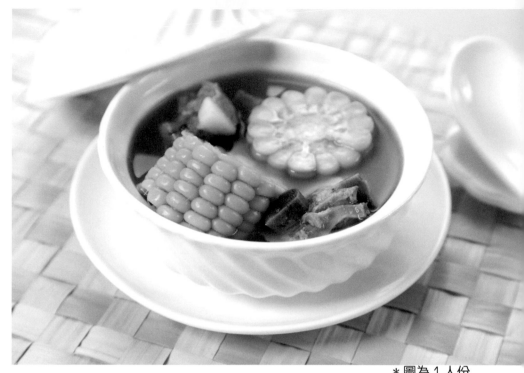

＊圖為1人份

玉米排骨湯

玉米含阿魏酸、葉黃素與玉米黃素，都是很強的抗氧化劑，且玉米的纖維質含量高，能加速廢物與毒素的排泄，降低致癌物停留在腸道的時間，能有效對抗癌症。

材料 ·（2人份）
玉米 130g
豬小排 80g
白胡椒鹽少許

1）豬小排洗淨，入鍋汆燙，去血水，撈出；玉米洗淨、切塊。
2）準備一鍋水，先將豬小排用大火煮滾，再放入玉米，轉小火煮 15 ～ 20 分鐘，再加白胡椒鹽調味即可。

兩人份	熱量 Kcal	蛋白質 g	醣 類 g	脂 質 g	飽和脂肪酸	反式脂肪酸	膳食纖維 g	鈣 mg	鈉 mg
營養素含量	338.54	19.42	24.42	17.67	6.01	0	5.98	33	71

午點：香蕉＋優酪乳

優酪乳能促進消化液的分泌，增加胃酸，因而能增強人的消化能力，促進食慾。也具有降低血液中膽固醇的作用。而香蕉可以預防中風和高血壓，因此具有保護血管的功能。

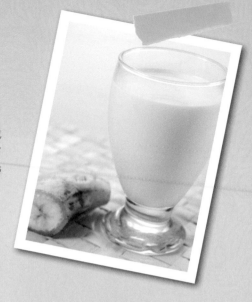

材料·（2人份）
香蕉 130g
原味優酪乳 480g

兩人份	熱量 Kcal	蛋白質 g	醣 類 g	脂 質 g	飽和 脂肪酸	反式 脂肪酸	膳食 纖維 g	鈣 mg	鈉 mg
營養素含量	470.63	15.13	92.69	6.5	4.26	0	2.08	308.9	130

Memo

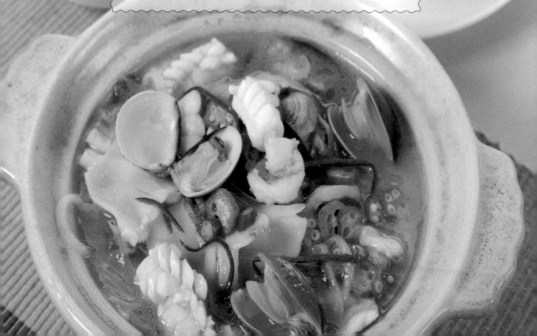

Thursday

星期四
Dinner

晚餐

胚芽米飯

海鮮秋燴

田園蔬菜湯

＋

水果（哈密瓜）

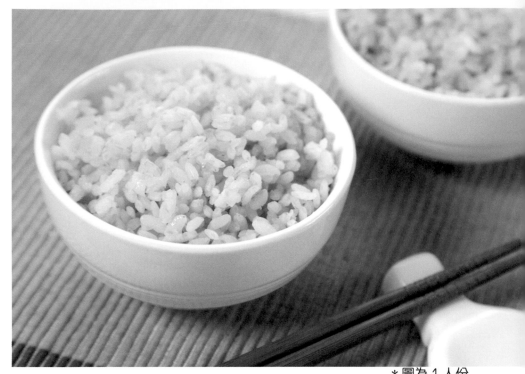

*圖為 1 人份

胚芽米飯

糙米所保留的營養成分最完整，因此能協助人體排泄有毒物質、增加營養吸收功效、降低膽固醇及改善肥胖，亦可抵制對人體有害的病毒、病菌。

材料 ·（2 人份）
胚芽米　160g

1）胚芽米洗淨泡水一小時，再用電鍋蒸熟即可。

兩人份	熱量 Kcal	蛋白質 g	醣 類 g	脂 質 g	飽和 脂肪酸	反式 脂肪酸	膳食 纖維 g	鈣 mg	鈉 mg
營養素含量	558.95	12.32	115.2	4.32	0	0	3.52	16	3.2

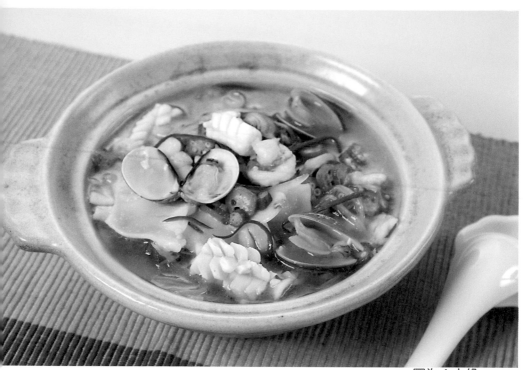

＊圖為 1 人份

海鮮秋燴

蝦仁豐富的蛋白質和花枝當中的牛磺酸，可以改善體質；紅蘿蔔當中 β 胡蘿蔔素，青椒當中的維生素 C、E，香菇當中的香菇多醣皆能對抗癌症，降低罹患胃癌、大腸癌的機率。

材料 ·（2 人份）
鱈魚片 36g
蝦仁 30g
蛤蚌（帶殼）160g
花枝（小卷）22g
洋蔥 100g
秋葵 100g
橄欖油 20g
蒜片 6g
紅辣椒絲 4g

鹽少許
米酒 6g

1）鱈魚片、蝦仁洗淨去泥腸、花枝切成喜愛的花樣，蝦仁、花枝一同放入沸水氽燙，撈出。
2）洋蔥洗淨切絲、秋葵去頭輪切。
3）蛤蚌吐沙備用。
4）起油鍋，依序加入蒜片、紅辣椒絲，加入作法 1 和作法 2 的材料拌炒，最後加蛤蚌調味即可。

兩人份	熱量 Kcal	蛋白質 g	醣 類 g	脂 質 g	飽和脂肪酸	反式脂肪酸	膳食纖維 g	鈣 mg	鈉 mg
營養素含量	445.24	34.34	23.71	26.07	4.17	0	6.18	380.3	1049.36

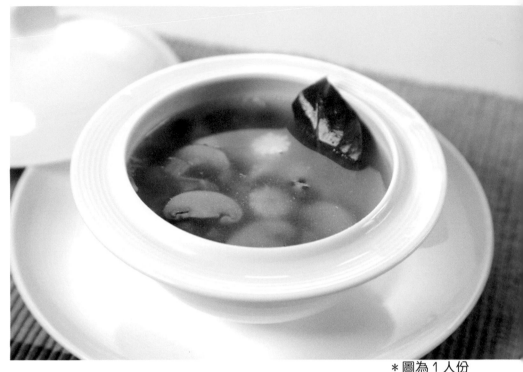

*圖為1人份

田園蔬菜湯

馬鈴薯的維生素C可以增強免疫力，其中的多酚類，具有抑制癌症的效果，高麗菜含豐富的維生素K，馬鈴薯含豐富的綠原酸，西洋芹含豐富的芹菜素，這些元素能抗氧化，對抗老化，活化免疫系統，降低癌症的發生機率。

材料 ·（2人份）

西洋芹 80g
牛番茄 100g
蘑菇 60g
高麗菜 60g
玉米筍 40g
馬鈴薯 90g
橄欖油 5g
蒜片 6g

月桂葉（乾）1葉
鹽 1g

1）將所有材料洗淨，西洋芹 、牛番茄、馬鈴薯去皮、切丁；高麗菜切碎；蘑菇切片；玉米筍對半切。

2）先炒馬鈴薯丁，取半鍋水，加入高湯一起煮沸，再加入所有材料，蓋上鍋蓋，以中小火燉煮，煮至所有材料熟透即可。

兩人份	熱量 Kcal	蛋白質 g	醣類 g	脂質 g	飽和脂肪酸	反式脂肪酸	膳食纖維 g	鈣 mg	鈉 mg
營養素含量	189.26	7.84	27.66	6.23	0.81	0	6.86	110.82	115.86

水果：哈密瓜

哈密瓜具有清涼消暑、除煩熱、生津止渴的作用，是夏季解暑的佳品。而哈密瓜對人體造血機能有顯著的促進作用，可用來作為貧血的食療之品。

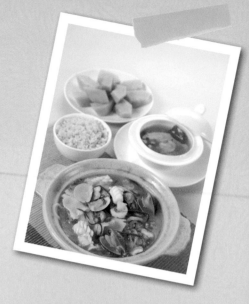

材料 ·（2人份）
哈密瓜 390g

兩人份	熱量 Kcal	蛋白質 g	醣 類 g	脂 質 g	飽和脂肪酸	反式脂肪酸	膳食纖維 g	鈣 mg	鈉 mg
營養素含量	116.79	2.73	28.08	0.78	0	0	3.12	54.6	89.7

Memo

Friday

星期五
Breakfast

早餐

馬鈴薯泥

全麥土司

＋

水果（紅肉西瓜）

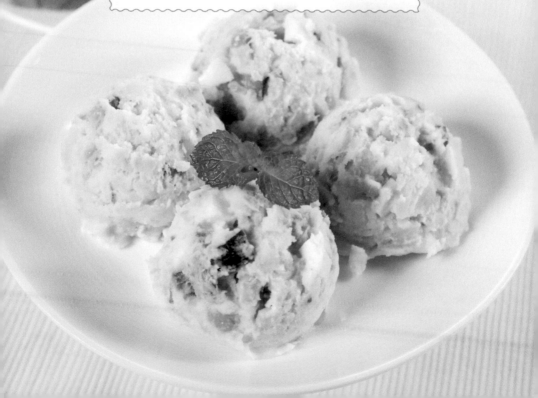

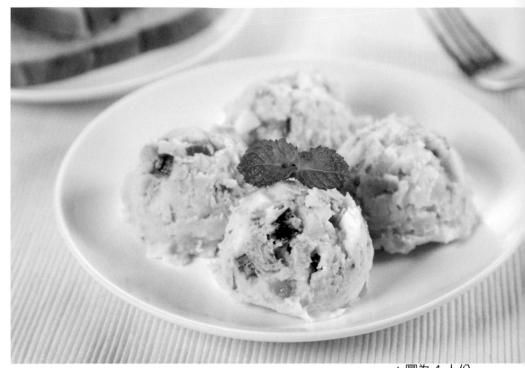

*圖為 1 人份

馬鈴薯泥

馬鈴薯的維生素 B、C，可以促進新陳代謝，增加抵抗能力，其豐富的膳食纖維，也可以調整腸胃機能，加速體內廢物與毒素的排泄，有效預防直腸癌與結腸癌。

材料・（2 人份）

馬鈴薯 180g

鮪魚（燙或蒸熟）70g

白煮蛋 56g（約一顆）

紅蘿蔔丁 60g

小黃瓜丁 100g

洋蔥丁 40g

玉米粒 100g

沙拉醬 20g

鹽少許

1）將蛋、馬鈴薯、紅蘿蔔、鮪魚用電鍋蒸熟。

2）小黃瓜、洋蔥洗淨切丁。

3）熟蛋切碎、馬鈴薯壓泥、紅蘿蔔切丁、鮪魚弄碎。

4）將作法 2 跟作法 3 還有玉米粒，一起放入一個大碗，再拌入調味料，弄成球狀即可。

兩人份	熱量 Kcal	蛋白質 g	醣 類 g	脂 質 g	飽和 脂肪酸	反式 脂肪酸	膳食 纖維 g	鈣 mg	鈉 mg
營養素含量	554.71	32.69	59.95	20.65	59.95	0	7.5	87	583.9

早餐：全麥吐司＋紅西瓜

全麥吐司比白吐司多了營養與豐富的纖維
質，可以提高身體的免疫力，並且減少癌
症的發生率。

西瓜清熱解暑，且富有大量的水分，是盛
夏消暑的水果之一。而西瓜中也幾乎含有
人體所需的各種營養成分。另外，西瓜也
可增加皮膚的彈性，減少皺紋，增添光澤。

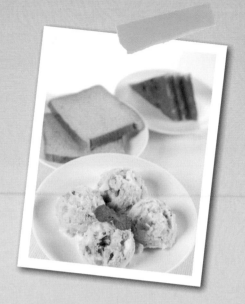

材料 ·（2 人份）
西瓜 360g

全麥吐司 (100g)

兩人份	熱量 Kcal	蛋白質 g	醣 類 g	脂 質 g	飽和 脂肪酸	反式 脂肪酸	膳食 纖維 g	鈣 mg	鈉 mg
營養素含量	287.26	10.4	47.5	6.4	3.11	0	3.2	20	376

紅西瓜

兩人份	熱量 Kcal	蛋白質 g	醣 類 g	脂 質 g	飽和 脂肪酸	反式 脂肪酸	膳食 纖維 g	鈣 mg	鈉 mg
營養素含量	86.73	2.16	21.24	0.36	0	0	1.08	14.4	46.8

Memo

Friday

星期五

Lunch

午餐

營養五穀飯

醋拌蓮藕

清蒸台灣鯛

核桃拌菠菜

芋頭湯

＋

午點：優格水果沙拉

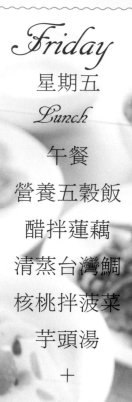

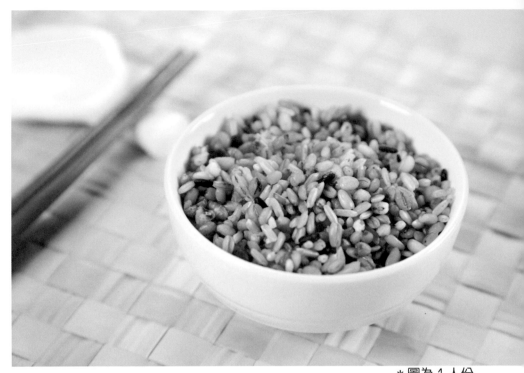

＊圖為 1 人份

營養五穀飯

糙米當中的維生素 E，蕎麥當中的鎂，黃豆當中的異黃酮素，燕麥當中的硒，小米當中的類胡蘿蔔素可以抑制癌細胞的生長，每天任選不同種類的五穀，既可以攝取到不同的營養，其豐富的膳食纖維，也能通便潤腸，降低大腸癌的發生率。

材料 ·（2 人份）
五穀飯 160g
（糙米、蕎麥、黃豆、
燕麥、小米各 32g）

1) 將所有材料洗淨，並且浸泡 2 個小時，備用。
2) 作法 1 放入電鍋中，內鍋加 2 杯半的水，外鍋加 2 杯水。
3) 作法 2 煮至電鍋開關跳起即可。

兩人份	熱量 Kcal	蛋白質 g	醣 類 g	脂 質 g	飽和脂肪酸	反式脂肪酸	膳食纖維 g	鈣 mg	鈉 mg
營養素含量	581.24	23.98	96.67	11.3	0.72	0	10.41	68.16	10.24

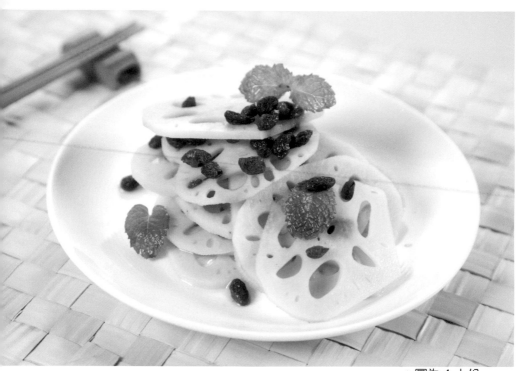

＊圖為 1 人份

醋拌蓮藕

蓮藕含豐富的鐵質及豐富的維生素 C 及膳食纖維，可以增強體質，提升免疫力，
通便潤腸，預防便祕，提高抗癌能力。

材料 ·（2 人份）
蓮藕 240g
枸杞 4g
薄荷葉 3 葉
水果醋 20g(2 大匙)

1）蓮藕切薄片，放入熱水中汆燙，沖涼，備用。
2）枸杞熱水沖洗一下和水果醋一起混勻，淋上作
法 1，再擺上薄荷葉即可食用。

兩人份	熱量 Kcal	蛋白質 g	醣 類 g	脂 質 g	飽和 脂肪酸	反式 脂肪酸	膳食 纖維 g	鈣 mg	鈉 mg
營養素含量	183.46	4.82	41.96	0.75	0.01	0	7.06	51.12	60.4

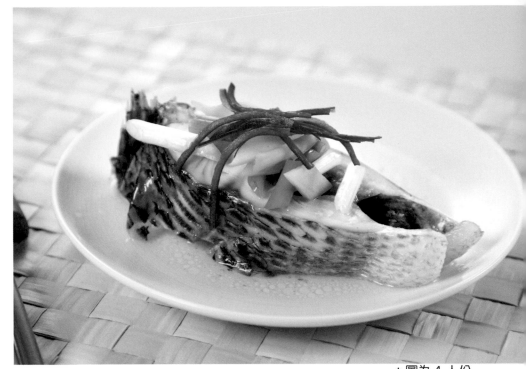

＊圖為 1 人份

清蒸台灣鯛

台灣鯛脂肪含量低，肉中的 DHA 是人體腦部重要的營養成分，可防止血管中膽固醇及脂肪的堆積，並預防心臟及血管疾病，多食用可提高腦部記憶、學習機能、預防老人癡呆等。

材料・（2人份）
台灣鯛中段帶骨 164g
紅辣椒 6g
青蔥 10g
生薑 4g
米酒 20g
鹽 4g

1）魚洗淨，用廚房紙巾拭去表面水分，放在盤子上；青蔥切段；生薑、紅辣椒切絲。
2）魚表面抹鹽、淋上米酒，再鋪上蔥段、薑片、甜椒絲。
3）作法 2 放入電鍋中，外鍋加一碗水，蒸至開關跳起（約 10 分鐘）即可。

兩人份	熱量 Kcal	蛋白質 g	醣 類 g	脂 質 g	飽和脂肪酸	反式脂肪酸	膳食纖維 g	鈣 mg	鈉 mg
營養素含量	211.27	33.27	1.14	3.82	1.2	0	0.75	21.22	63.9

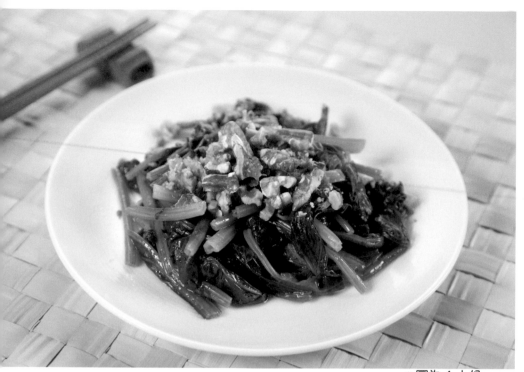

＊圖為1人份

核桃拌菠菜

菠菜中豐富的膳食纖維，能促進胃腸蠕動，促進排泄，減少腸道中致癌物停留的時間。根據研究顯示，核桃是所有堅果當中抗氧化物最豐富的食物，除了可以降低心血管疾病，也可以達到防治癌症的功效。

材料 ・（2人份）

菠菜 200g
堅果核桃
（壓碎）（乾）16g
橄欖油 5g
鹽 2g

1）菠菜洗淨，取一鍋水，將菠菜入鍋中氽燙並滴幾滴油，再泡入冷水中降溫，撈起。
2）作法 1 放入調味料拌勻。
3）核桃或堅果洗淨，放入溫水中浸泡 10 分鐘，並將核桃切碎。
4）將核桃或堅果放在鍋子上，以小火低油溫略燜，直至酥脆後，盛出。
5）將拌好的菠菜撒上核桃或堅果即可。

兩人份	熱量 Kcal	蛋白質 g	醣 類 g	脂 質 g	飽和脂肪酸	反式脂肪酸	膳食纖維 g	鈣 mg	鈉 mg
營養素含量	189.6	6.65	5.5	17.46	1.8	0	5.68	165.84	109.6

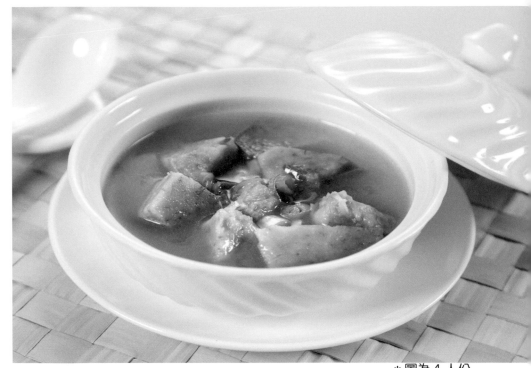

*圖為1人份

芋頭湯

芋頭含有豐富營養素，能幫助消化、改善便祕情況、降血壓、利尿。芋頭中豐富的澱粉和蛋白質，讓人容易有飽足感且營養成分充足。

材料 ·（2人份）
芋頭 120g
雞骨（胸骨1個）
青蔥 6g
胡椒鹽少許

1）芋頭去皮洗淨切塊。
2）胸骨洗淨，用沸水汆燙。
3）取一容器加水，加入雞骨煮一小時再放入芋頭，煮熟胡椒調味即可。

兩人份	熱量 Kcal	蛋白質 g	醣 類 g	脂 質 g	飽和脂肪酸	反式脂肪酸	膳食纖維 g	鈣 mg	鈉 mg
營養素含量	150.78	3.09	30.99	1.34	0	0	2.92	38.46	6.3

午點：優格水果沙拉

奇異果

奇異果中含有的維生素 C 作為一種抗氧化劑，能有效抑制硝化反應，防止癌症發生。一顆奇異果能提供人一日的維生素 C 需求量的兩倍多，且含有良好的可溶性膳食纖維。

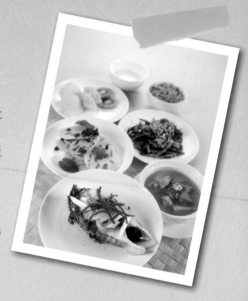

鳳梨

鳳梨有利尿的作用，且能分解蛋白質，改善局部血液循環。

蘋果

蘋果不含飽和脂肪、膽固醇和鈉，堪稱心血管的保護神。而蘋果中的膠質也能保持血糖的穩定，且有效降低膽固醇。另外，還能改善呼吸系統和肺功能。

材料 ·（2 人份）
奇異果 88g
蘋果 70g
鳳梨 76g

兩人份	熱量 Kcal	蛋白質 g	醣類 g	脂質 g	飽和脂肪酸	反式脂肪酸	膳食纖維 g	鈣 mg	鈉 mg
營養素含量	286.7	8.53	58.9	3.6	2.13	0	4.29	189.86	71.24

Memo

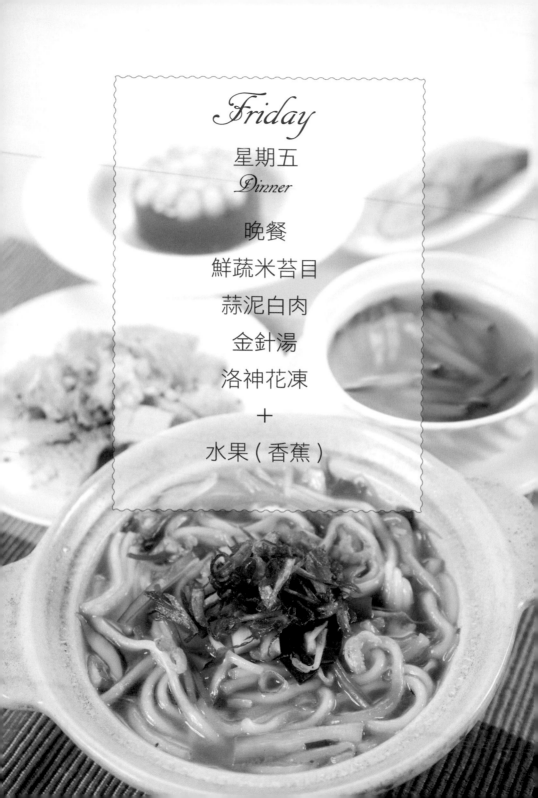

Friday

星期五
Dinner

晚餐

鮮蔬米苔目

蒜泥白肉

金針湯

洛神花凍

+

水果（香蕉）

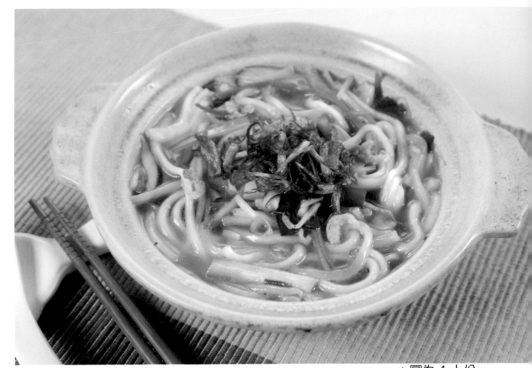

＊圖為 1 人份

鮮蔬米苔目

紅蘿蔔除了 β 胡蘿蔔素，還有豐富的維生素 C、E 可以協同抗癌，香菇當中的多醣體，洋蔥的硒，這些都是抗氧化高手，能有效對抗癌症。紅蘿蔔、香菇、豆芽、韭菜當中的水溶性與不溶性纖維，可以軟化糞便，通變潤腸，促進排泄，減少致癌物停留在腸道的時間。

材料 ·（2 人份）

米苔目 240g
蝦米 20g
溼香菇 100g
豆芽菜 60g
紅蘿蔔絲 40g
韭菜 100g
油 20g 鹽適量
紅蔥頭 10g

1）所有材料洗淨，蝦米泡軟，紅蘿蔔、香菇切絲，豆芽菜去根、韭菜切段。
2）起油鍋爆香紅蔥頭、蝦米、紅蘿蔔、香菇炒好備用。
3）準備半鍋水，倒入高湯，等水沸後將米苔目放入。
4）再將作法 2 的材料放入作法 3 中煮加入韭菜，撒上鹽略煮，再淋上香油即可食用。

兩人份	熱量 Kcal	蛋白質 g	醣 類 g	脂 質 g	飽和脂肪酸	反式脂肪酸	膳食纖維 g	鈣 mg	鈉 mg
營養素含量	609.3	20.95	85.45	22.19	3.27	0	8.89	400.2	715.5

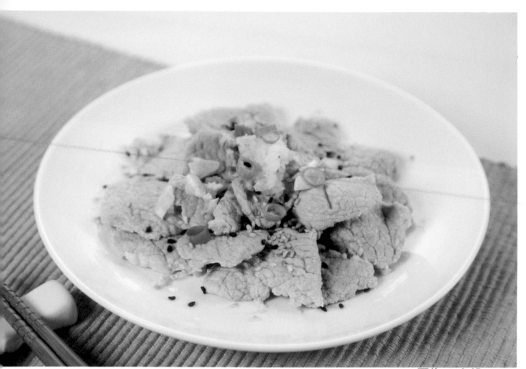

＊圖為 1 人份

蒜泥白肉

瘦豬肉的維生素 B₁ 含量相當高，是人體不可或缺的維生素之一，能協助人體肌肉
協調及維持神經傳導功能。

材料 ·（2 人份）
瘦肉片 106g
黑白芝麻（乾）各 4g
蒜末 6g
青蔥 6g
鹽 2g

1）豬肉洗淨切片。
2）準備半鍋水，放入瘦肉片燙熟，撈起，裝盤待涼。
3）再將調味料：鹽、蒜頭、青蔥、油調勻，再淋上作法 1 即可食用。

兩人份	熱量 Kcal	蛋白質 g	醣 類 g	脂 質 g	飽和 脂肪酸	反式 脂肪酸	膳食 纖維 g	鈣 mg	鈉 mg
營養素含量	168.09	23.05	1.67	7.45	1.9	0	1.41	74.44	53.82

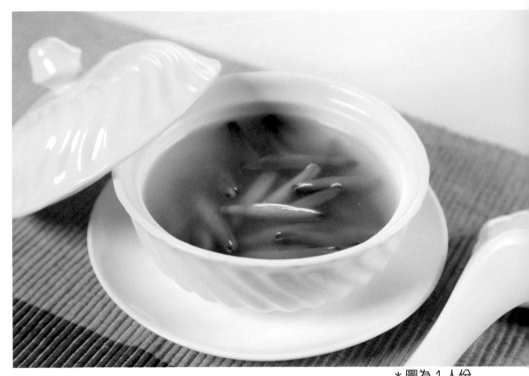

＊圖為 1 人份

金針湯

金針含豐富的鐵質與蛋白質，可以造血、補血，提升免疫力，防治癌症。

材料 ·（2 人份）
鮮金針（鮮綠）200g
雞骨（雞胸骨 1 個）
鹽 2g（1 小匙）

1）雞骨洗淨汆燙。

2）準備半鍋水，放入雞骨熬煮 30 分鐘。

3）作法 2 再放入鮮金針，煮滾後，加鹽調味即可。

兩人份	熱量 Kcal	蛋白質 g	醣 類 g	脂 質 g	飽和脂肪酸	反式脂肪酸	膳食纖維 g	鈣 mg	鈉 mg
營養素含量	57.47	3.6	10.6	0.8	0	0	5	38	6

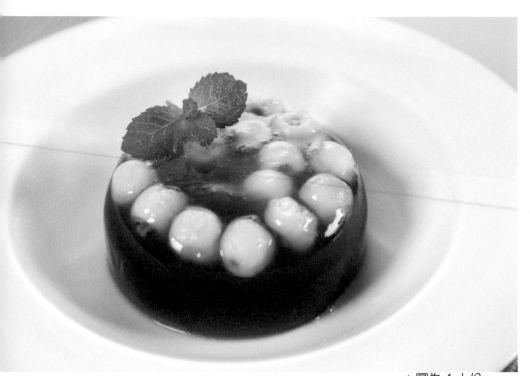

*圖為1人份

洛神花凍

洛神花被譽為植物界的紅寶石，其中所含的花青素具有抗氧化的作用，是最佳防癌的高手，而洋菜粉當中豐富的果膠，能促使大便柔軟，協助廢物與致癌物從體內快速排出。

材料 ·（2 人份）
洛神花（乾）10g
蓮子（乾）40g
洋菜粉（乾）6g
糖（依個人喜好）

1）洛神花至於爐上，用小火煮開，撈出洛神花，留下湯汁。
2）蓮子泡水洗淨，加入作法 1 繼續煮開。
3）作法 2 加入洋菜粉與糖（洋菜粉不能倒太快，否則會不均勻）用湯匙一邊慢慢攪拌，用小火煮至溶化。
4）作法 3 倒入喜愛的模型中，扣出花樣，待涼，移入冰箱冷藏，即可取出食用。

兩人份	熱量 Kcal	蛋白質 g	醣 類 g	脂 質 g	飽和 脂肪酸	反式 脂肪酸	膳食 纖維 g	鈣 mg	鈉 mg
營養素含量	230.58	3.82	53.99	0.28	0	0	6.98	51.68	87.22

水果：香蕉

香蕉可以預防中風和高血壓，因此具有保護血管的功能。另外，香蕉中也含有一種特殊的胺基酸，可幫助人體製造「開心激素」，減輕心理壓力，解除憂鬱，令人快樂開心。

材料 ・（2 人份）
香蕉 130g

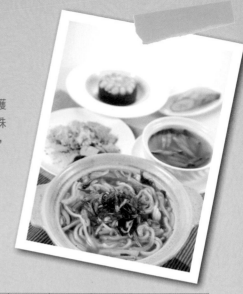

兩人份	熱量 Kcal	蛋白質 g	醣 類 g	脂 質 g	飽和脂肪酸	反式脂肪酸	膳食纖維 g	鈣 mg	鈉 mg
營養素含量	116.9	1.69	30.29	0.26	0	0	2.08	6.5	5.2

Memo

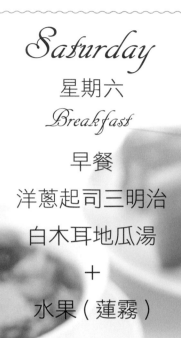

Saturday

星期六

Breakfast

早餐

洋蔥起司三明治

白木耳地瓜湯

＋

水果（蓮霧）

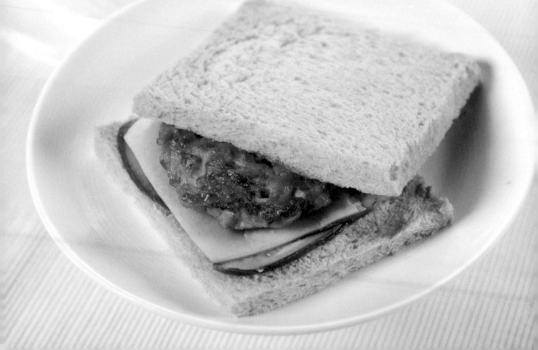

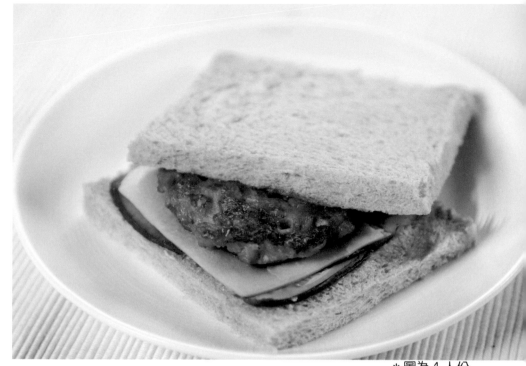

＊圖為 1 人份

洋蔥起司三明治

全麥吐司比白吐司多了營養與豐富的纖維質，可以提高身體的免疫力，並且減少癌症的發生率。洋蔥的硫化合物和維生素 C 及番茄的茄紅素，都是很強的抗氧化劑，能阻斷癌細胞在體內生長。

材料 ·（2 人份）
全麥吐司 150g(約六片)
紅蘿蔔小丁 40g
瘦豬絞肉 70g
小黃瓜片 100g
洋蔥 100g
低脂起司片 2 片
油 10g
奶油乳酪（抹醬）24g
番茄醬 10g

1) 全麥吐司去邊，切成喜愛的形狀。小黃瓜洗淨切片。
2) 洋蔥、紅蘿蔔洗淨切丁跟瘦豬絞肉一起先煎熟。
3) 將吐司塗上少許奶油乳酪（抹醬）、番茄醬，依序夾入洋蔥餡、小黃瓜、低脂起司片，即可食用。

兩人份	熱量 Kcal	蛋白質 g	醣 類 g	脂 質 g	飽和 脂肪酸	反式 脂肪酸	膳食 纖維 g	鈣 mg	鈉 mg
營養素含量	804.57	42.44	93.46	30.55	13	0	8.48	380, 78	1566.82

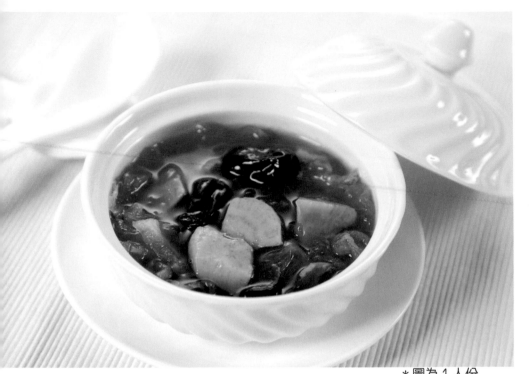

*圖為1人份

白木耳地瓜湯

白木耳豐富的胺基酸和膠質，能增加使糞便柔軟，易於排出，銀耳多糖能刺激淋巴細胞轉化，增強抗腫瘤免疫功能，抑制癌細胞生長。地瓜含有豐富的β胡蘿蔔素及麩胱甘肽，是很強的抗氧化劑，能有效對抗癌細胞，其中豐富的膳食纖維更能促進腸胃蠕動，預防腸道毒素堆積，減少致癌物的形成。

材料・（2人份）
地瓜 120g
溼銀耳（白木耳）100g
紅棗（乾）6個
冰糖少許

1）地瓜去皮、切塊；白木耳泡發、分成小朵。
2）準備一鍋水，先放入白木耳，置於爐上，用小火煮半個鐘頭。
3）作法 2 加入地瓜，用小火繼續煮約 10 分鐘，再加入冰糖調味即可。

兩人份	熱量 Kcal	蛋白質 g	醣類 g	脂質 g	飽和脂肪酸	反式脂肪酸	膳食纖維 g	鈣 mg	鈉 mg
營養素含量	208.25	1.49	48.94	0.48	0	0	4.74	54.8	60.4

水果：蓮霧

蓮霧含有蛋白質、膳食纖維、糖類、維生素 B 等，帶有特殊的香味，是天然的解熱劑。由於含有許多水分，在食療上有解熱、利尿、寧心安神的作用。

材料 ·（2 人份）
蓮霧 450g

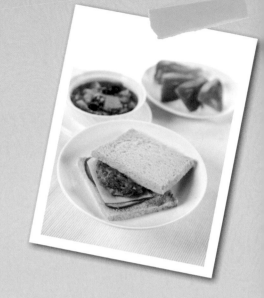

兩人份	熱量 Kcal	蛋白質 g	醣 類 g	脂 質 g	飽和 脂肪酸	反式 脂肪酸	膳食 纖維 g	鈣 mg	鈉 mg
營養素含量	144.69	2.25	36	0.9	0	0	4.5	18	31.5

Memo

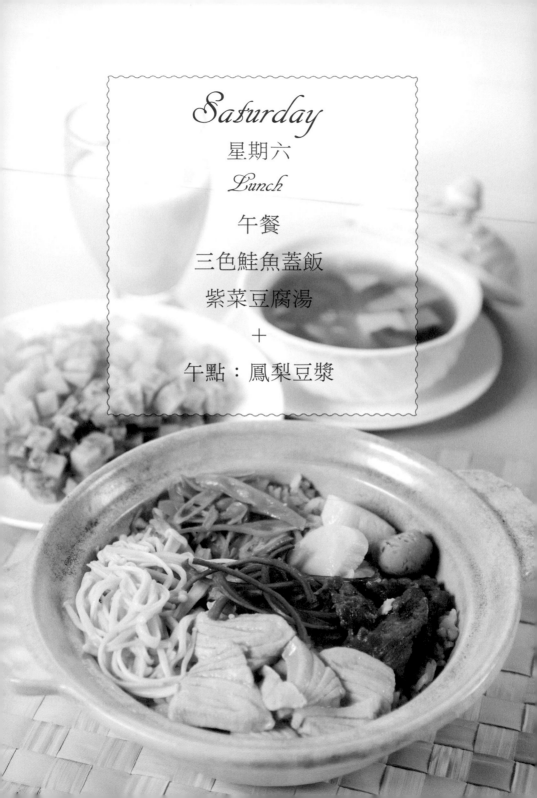

Saturday

星期六
Lunch

午餐

三色鮭魚蓋飯

紫菜豆腐湯

＋

午點：鳳梨豆漿

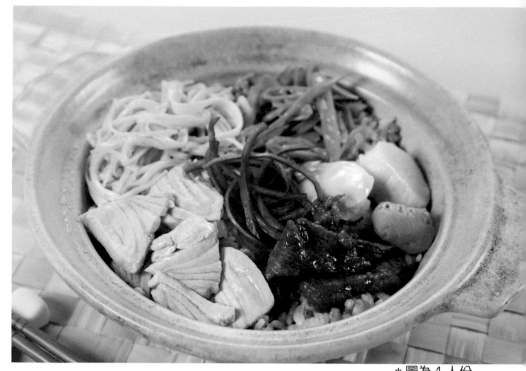

＊圖為1人份

三色鮭魚蓋飯

鮭魚含有蝦紅素及不飽和脂肪酸，可以有效清除體內的自由基，延緩細胞衰老，有效預防癌症。花椰菜與黃豆芽當中豐富的膳食纖維，可以說是腸道最佳清道夫，能協助腸道清除廢物與致癌物，防治大腸癌與直腸癌。

材料 ·（2人份）

蕎麥（乾）40g
白米（乾）120g
三色蓋飯食材：
　鮭魚片（燙）70g
　干貝片（燙）40g
　牛肉片（燙）36g
蓋飯醬料：
　扁豆絲（燙）100g
　紅椒絲（生）100g

金針菇 40g
芝麻油 10g 芥末（少）10g
日式醬油 20g

1）將蕎麥、小米洗淨泡水一小時後放入電鍋蒸熟。
2）將鮭魚片、干貝片、牛肉片、扁豆絲、紅椒絲、金針菇分別燙熟備用。
3）將煮好的蕎麥白飯拿大碗裝　，再將做法2時才鋪上在淋上日式醬油、芝麻油。
4）食用時將芥末拌入即可。

兩人份	熱量 Kcal	蛋白質 g	醣 類 g	脂 質 g	飽和 脂肪酸	反式 脂肪酸	膳食 纖維 g	鈣 mg	鈉 mg
營養素含量	1189.51	63.59	178.34	26.08	5.16	0	13.76	83.08	2079.32

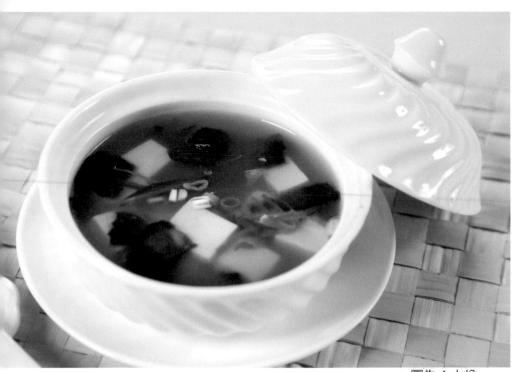

*圖為 1 人份

紫菜豆腐湯

紫菜當中的類胡蘿蔔素和膳食纖維能協助體內重金屬的排出，其中的硒能參與穀胱甘肽的合成，穀胱甘肽是一種抗氧化劑，可以清除自由基、有效預防直腸癌、結腸癌等病症。

材料 · （2 人份）
嫩豆腐 140g
紅蘿蔔絲 20g
濕木耳 40g
紫菜 2 片（20g）
味噌 20g
青蔥花 3g

1）紫菜撕碎，木耳切絲、豆腐切塊備用。
2）取一鍋水，放入紫菜，煮沸後，再放入豆腐，再用鹽、香油調味，起鍋前灑上蔥花即可。

兩人份	熱量 Kcal	蛋白質 g	醣類 g	脂質 g	飽和脂肪酸	反式脂肪酸	膳食纖維 g	鈣 mg	鈉 mg
營養素含量	177.31	15.29	20.43	4.98	0.81	0	7.4	89.46	1254.7

午點：鳳梨豆漿

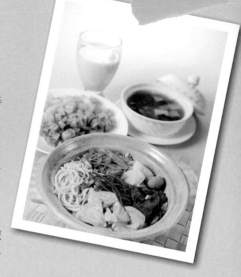

鳳梨

鳳梨有利尿的作用，且能分解蛋白質，改善局部血液循環。

豆漿

豆漿可防治缺鐵性貧血，也是防治高血脂症、高血壓等疾病的理想食品。

芋頭

芋頭能達到通便解毒和調節中氣化痰的效果，而內部的礦物質也具有保護牙齒的作用。

材料 ·（2人份）
原味豆漿 260cc
芋頭丁 120g
鳳梨丁 250g

1）鳳梨切丁、芋頭蒸熟切丁。
2）食用時再把鳳梨及芋頭拌入。

兩人份	熱量 Kcal	蛋白質 g	醣 類 g	脂 質 g	飽和 脂肪酸	反式 脂肪酸	膳食 纖維 g	鈣 mg	鈉 mg
營養素含量	427.33	12.27	83.95	5.98	0	0	14.06	107.2	117.7

Memo

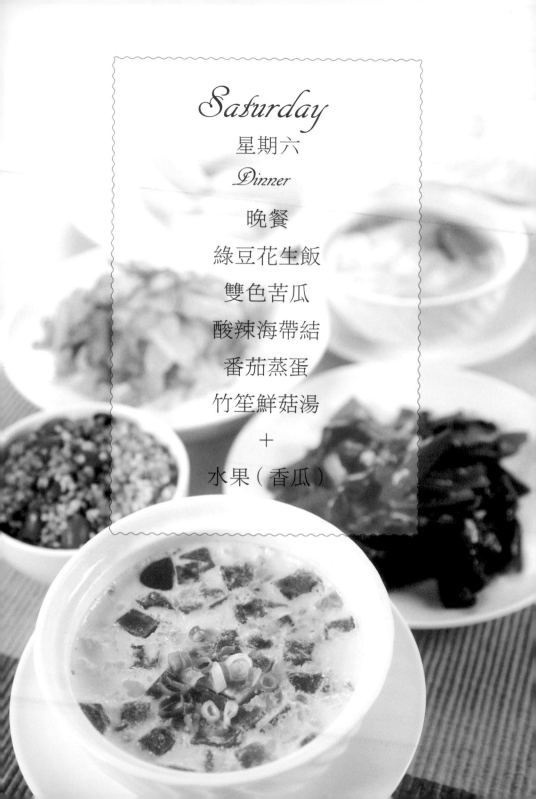

Saturday

星期六

Dinner

晚餐

綠豆花生飯

雙色苦瓜

酸辣海帶結

番茄蒸蛋

竹笙鮮菇湯

＋

水果（香瓜）

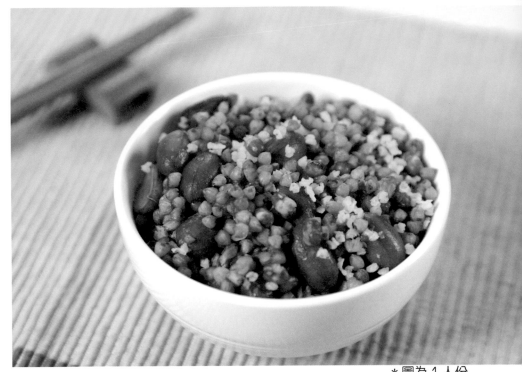

*圖為 1 人份

綠豆花生飯

綠豆當中含豐富的維生素 B 群，還有鈣、磷等礦物質，還有豐富的膳食纖維，可以協助體內毒素的排出，讓身體維持正常的新陳代謝，抑制癌細胞的增生。花生當中的多醣體，有助於增生腸道中的益菌，其豐富的植酸、植物固醇，也能維持腸道的健康，降低罹患大腸癌的機率。

材料 ·（2 人份）
胚芽米（乾）120g
小米（乾）40g
花生（乾）16g
綠豆（乾）40g

1）綠豆、花生胚芽米、洗淨，泡水約 5 個小時，瀝乾；白米洗淨，瀝乾。
2）作法 1 與 400ml 的水放入電鍋內，按下開關蒸煮。
3）作法 2 的開關跳起，再加鹽拌勻即可。

兩人份	熱量 Kcal	蛋白質 g	醣類 g	脂質 g	飽和脂肪酸	反式脂肪酸	膳食纖維 g	鈣 mg	鈉 mg
營養素含量	780.86	27.62	141.58	11.59	1.65	0	9.08	84.72	108.16

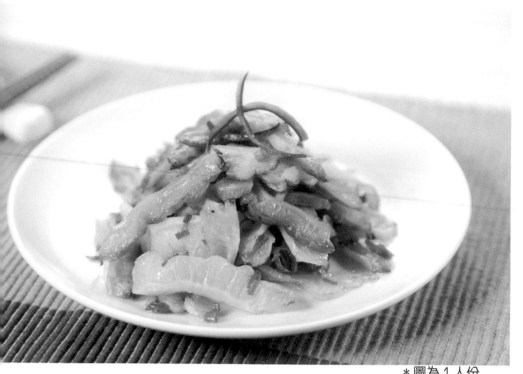

＊圖為1人份

雙色苦瓜

苦瓜富含維他命C，比草莓和檸檬的營養成分還高，因此可有效降低血壓、防癌，豐富的胡蘿蔔素亦可保護眼睛。除此之外，亦可增強免疫系統，是屬於抗氧化的蔬果，此能維持細胞正常發育、強化微血管、抑制癌細胞成長。

材料 ·（2人份）
白苦瓜 120g
綠苦瓜 80g
油 10g
青蔥 6g
鹽 2g
辣椒絲 4g

1）白、綠苦瓜洗淨，切片。
2）放入沸水滾熟撈起放冰水冰鎮，瀝乾。
3）起油鍋將作法2拌炒，灑青蔥加鹽調味即可。

兩人份	熱量 Kcal	蛋白質 g	醣 類 g	脂 質 g	飽和 脂肪酸	反式 脂肪酸	膳食 纖維 g	鈣 mg	鈉 mg
營養素含量	131.69	3.06	6.44	11.22	1.57	0	6.79	86.3	23.74

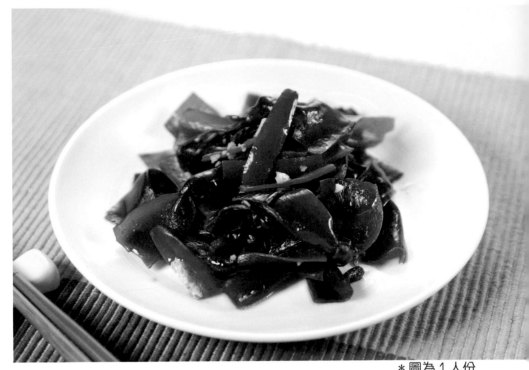

*圖為1人份

酸辣海帶結

根據醫學研究顯示，海帶中有一種名叫「U-岩藻多糖」的物質，能夠誘導癌細胞走向死亡，海帶中的凝膠狀物質，可以吸取體內的重金屬元素，隨著糞便排出，降低癌細胞在體內生長的機率。

材料 ·（2人份）

海帶結 200g
枸杞 4g
蒜末 6g
紅辣椒 4g
油 10g
料理酒 6g
白醬油 6g
糖 4g
白醋 6g

1）海帶結、枸杞、蒜頭、辣椒洗淨。

2）辣椒切段，蒜頭拍碎，一同放入油鍋中炒香。

3）作法 2 再放入水、醬油、冰糖，再加入海帶結後煮沸，轉小火熬至海帶結熟軟，起鍋，再滴入適量的醋拌勻，即可食用。

兩人份	熱量 Kcal	蛋白質 g	醣類 g	脂質 g	飽和脂肪酸	反式脂肪酸	膳食纖維 g	鈣 mg	鈉 mg
營養素含量	162.43	23.63	13.49	10.45	1.58	0	7.06	183.22	1539.04

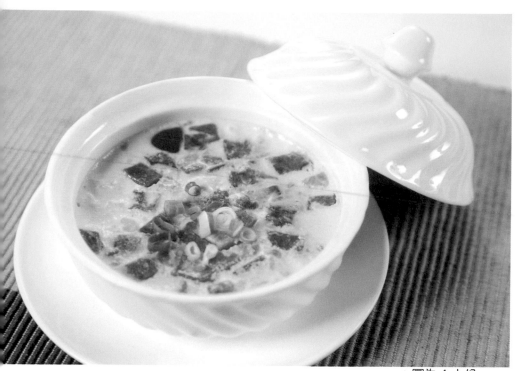

番茄蒸蛋

番茄中的茄紅素是很強的抗氧化劑，尤其茄紅素和脂溶性維生素 A 的結構相似，加油烹煮可以發揮更大的功效，茄紅素對於抑制體內「活性氧」或「自由基」，有著強大的效用，可以對抗癌症及延緩衰老。

材料・（2 人份）
番茄 100g
雞蛋 110g(約兩顆)
蔥花 6g
橄欖油 5g
鹽 2g

1）番茄洗淨，切塊；蔥洗淨切成蔥花。
2）雞蛋打入碗中，用筷子攪勻、用網杓濾過，鹽調味，再加入作法 1，放入電鍋中蒸熟即可。

兩人份	熱量 Kcal	蛋白質 g	醣類 g	脂質 g	飽和脂肪酸	反式脂肪酸	膳食纖維 g	鈣 mg	鈉 mg
營養素含量	225.04	14.3	5.5	16.11	4.7	0	1.36	47.86	157.8

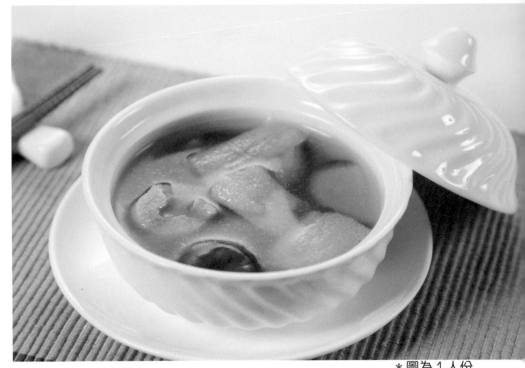

*圖為1人份

竹笙鮮菇湯

竹笙低脂肪、低熱量，富含維生素 B 群和多種礦物質，能增強免疫力，竹笙中纖維質含量亦高，能促進腸胃蠕動，清除腸胃中的毒素。而現代醫學研究分析，竹笙菌糖中含有一定的抗癌物質，有防癌、抗癌的效果。

材料・（2人份）
竹笙（乾）10g
溼香菇 80g
大骨半付
鹽少許

1）鮮香菇用水沖淨，竹笙泡水至軟。
2）準備一鍋水，將大骨汆燙，去血水，瀝乾。
3）另備一鍋水，加入作法 2 熬煮 30 分鐘，將所有材料放入鍋中，煮沸，轉小火，煮至半小時即可。

兩人份	熱量 Kcal	蛋白質 g	醣 類 g	脂 質 g	飽和脂肪酸	反式脂肪酸	膳食纖維 g	鈣 mg	鈉 mg
營養素含量	31.61	3.07	5.27	0.36	0	0	3.3	3	7.3

水果：香瓜

香瓜的營養成分包括醣類、膳食纖維、維生素 A、維生素 B 群、維生素 C 等。香瓜中的膳食纖維可促進腸胃蠕動，有助於通便；其中的維生素 C 是抗氧化物，可以抗衰老；類胡蘿蔔素則可預防白內障。

材料·（2人份）
香瓜 330g

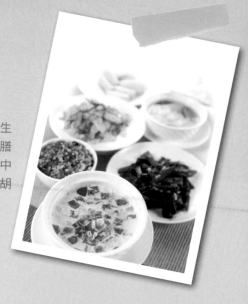

兩人份	熱量 Kcal	蛋白質 g	醣 類 g	脂 質 g	飽和 脂肪酸	反式 脂肪酸	膳食 纖維 g	鈣 mg	鈉 mg
營養素含量	97.71	1.98	23.76	0.66	0	0	1.98	23.1	2.8

Memo

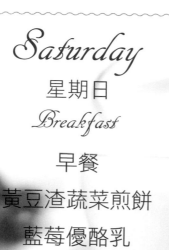

Saturday

星期日

Breakfast

早餐

黃豆渣蔬菜煎餅

藍莓優酪乳

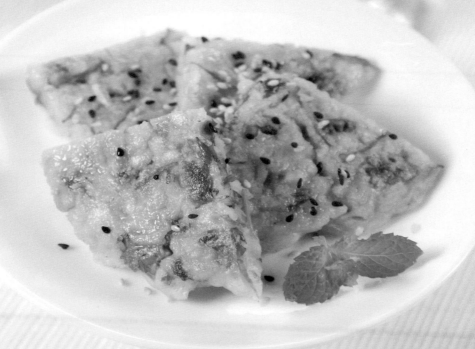

黃豆渣蔬菜煎餅

根據醫學研究顯示，黃豆類黃酮素可以抑制癌細胞的血管增生作用。黃豆渣裡都是黃豆所含的膳食纖維，可以清腸排毒，減少致癌物黏附在腸壁的機會，降低罹患大腸癌的機率。

材料 ·（2人份）
黃豆泡好打成汁擠乾剩下的渣 40g
麵粉 100g
玉米粒 50g
香菜 30g
紅蘿蔔 100g
青蔥 20g
油 150g
黑、白芝麻（乾）16g
鹽 2g
胡椒粉少許

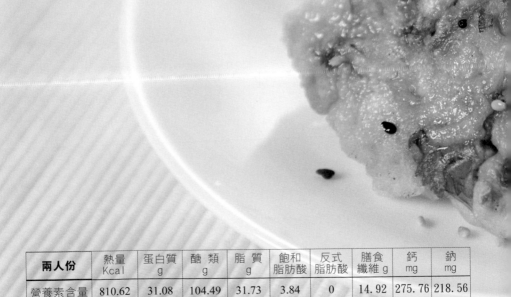

兩人份	熱量 Kcal	蛋白質 g	醣類 g	脂質 g	飽和 脂肪酸	反式 脂肪酸	膳食 纖維 g	鈣 mg	鈉 mg
營養素含量	810.62	31.08	104.49	31.73	3.84	0	14.92	275.76	218.56

1）將麵粉加入黃豆渣中，用手抓勻。

2）將玉米粒、紅蘿蔔、香菜加入豆渣團中，加入鹽和黑胡椒粉再次抓勻。

3）將豆渣團揉成約 0.5 公分厚的餅。

4）起油鍋，將豆渣餅放入，用中火加鍋蓋煎至金黃色，然後翻面，翻面時再加一點油，再煎金黃即可。

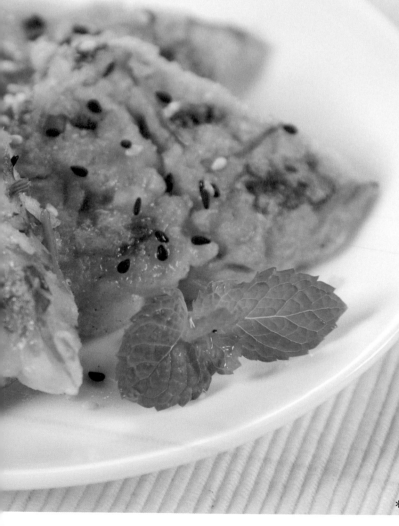

＊圖為 1 人份

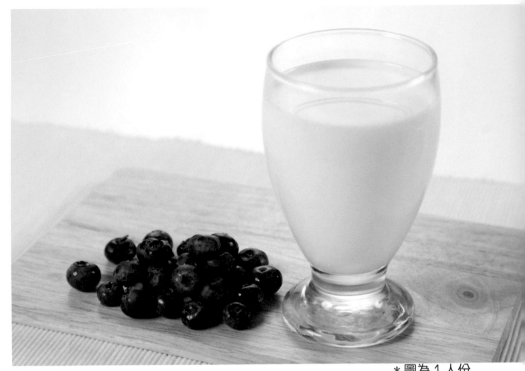

＊圖為１人份

藍莓優酪乳

據研究顯示，藍莓幾乎是所有新鮮水果中抗氧化能力最高的，藍莓含豐富的維生素Ｃ及多種抗氧化的植化素，其中的花青素、前花青素，能有效抑制癌細胞生長，對抗癌症。更有研究顯示，優酪乳中的乳酸菌具有干擾素，它可以提高免疫力，而且它可以使NK細胞活性化，NK細胞可以殺滅癌細胞，有效對抗癌症。

材料 ·（2人份）
藍莓 160g
原味優酪乳 480g

1）藍莓洗淨再放入原味優酪乳食用。

兩人份	熱量 Kcal	蛋白質 g	醣 類 g	脂 質 g	飽和 脂肪酸	反式 脂肪酸	膳食 纖維 g	鈣 mg	鈉 mg
營養素含量	443.12	14.56	85.44	6.56	4.26	0	0.96	108.8	136

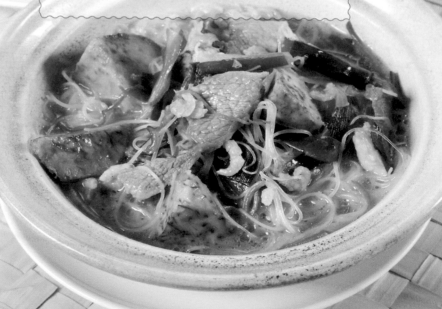

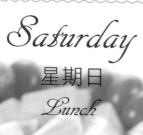

Saturday

星期日

Lunch

午餐

什錦芋頭米粉

蘆筍炒金針菇

草菇薏仁湯

+

水果拼盤

（李子、芭樂、芒果、小番茄）

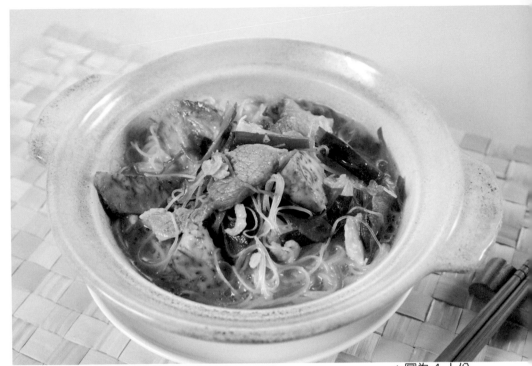

*圖為1人份

什錦芋頭米粉

芋頭是一種鹼性食物，富含多種維生素與礦物質，特別其中含有一種黏液蛋白，被人體吸收後有助於產生免疫球蛋白，可提高機體的抵抗力，有效對抗癌細胞的生長。

材料・（2人份）

米粉（乾）120g
芋頭絲 240g
梅花肉 90g
溼木耳 60g
韭菜 100g
紅蘿蔔 60g
蝦米（乾）20g
油 13g
紅蔥頭 6g
白胡椒少許
鹽 2g

1）香菇、米粉各放在水中泡軟，其他材料洗淨。
2）芋頭切塊，香菇切絲、紅蘿蔔切片、韭菜切段。
3）起油鍋，先將紅蔥頭香菇爆香，並加入蝦米略炒，加入少許水及兩碗高湯、芋頭煮至水沸騰。
4）作法3放入米粉，煮5分鐘左右，再放入紅蘿蔔絲、香菇略煮5分鐘，撒上調味料，起鍋前加入韭菜即可。

兩人份	熱量 Kcal	蛋白質 g	醣類 g	脂質 g	飽和脂肪酸	反式脂肪酸	膳食纖維 g	鈣 mg	鈉 mg
營養素含量	1268.01	35.01	180.56	45.07	12.58	0	15.83	108.5	1039.96

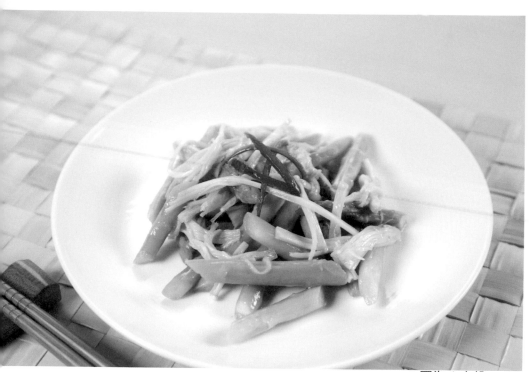

*圖為1人份

蘆筍炒金針菇

蘆筍中的維生素 A、C 及硒，可以活化免疫系統，增加排除自由基的成份，能控制癌細胞生長。金針菇中的樸菇素和多醣體，可以抑制癌化細胞的增殖，能有效增強免疫力，對抗癌症。

材料 ·（2人份）

蘆筍 140g
金針菇 60g
油 10g
生薑絲 6g
鹽 1g
生辣椒絲 4g

1) 蔬菜洗淨，蘆筍先去切掉較粗的根部，再切段，再放入沸的水中汆燙，撈起、備用。
2) 紅蘿蔔去皮、切片；金針菇洗淨，切段、備用。
3) 起油鍋爆生薑絲，將作法 2 的材料先放入紅蘿蔔炒熟，再下金針菇和蘆筍拌炒後，加入辣椒絲少許，鹽調味料拌炒均勻即可。

兩人份	熱量 Kcal	蛋白質 g	醣類 g	脂質 g	飽和脂肪酸	反式脂肪酸	膳食纖維 g	鈣 mg	鈉 mg
營養素含量	147.83	4.67	10.84	10.59	1.57	0	4.79	17.06	13 08

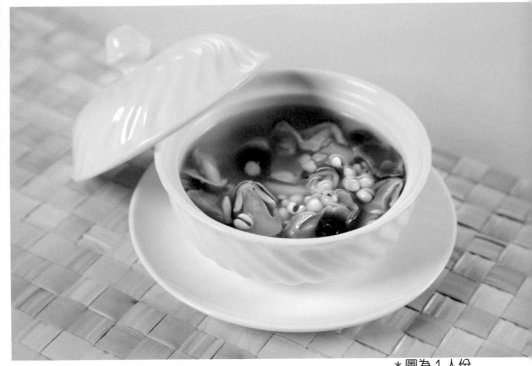

＊圖為1人份

草菇薏仁湯

草菇的維生素C含量高，能促進新陳代謝、提高免疫力，增強抗病能力。具解毒作用，可消滅癌細胞。、強化肝腎活力。薏仁能改善肝臟脂肪堆積的情況。攝取薏仁能降低高血脂患者血漿脂質濃度膽固醇。

材料·（2人份）
薏仁（乾）40g
草菇60g
大骨半付
鹽 2g

1）薏仁前一晚先泡水
2）先將大骨煮沸去血水
3）再取鍋子 煮沸水將薏仁及大骨一同熬煮至薏仁熟透。
4）再放入草菇煮熟放鹽調味即可

兩人份	熱量 Kcal	蛋白質 g	醣類 g	脂質 g	飽和脂肪酸	反式脂肪酸	膳食纖維 g	鈣 mg	鈉 mg
營養素含量	167.56	7.84	27.76	3.12	0	0	2.18	5.6	2.2

午點：水果拼盤

李子

李子能促進胃酸分泌，有增加腸胃蠕動的作用，因此李子能促進消化，增加食慾。

芒果

芒果有益胃、止嘔與止暈的功效。而芒果中的胡蘿蔔素含量特別高，有益於視力，能潤澤皮膚。

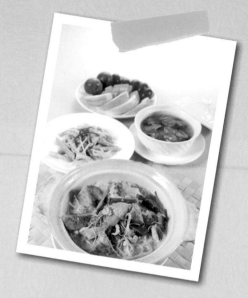

小番茄

小番茄營養價值高、熱量低，富含維生素A、茄紅素、鐵質，以及膳食纖維，維生素A可保健眼睛、提高免疫系統，維生素C則可抗氧化、養顏美容，而茄紅素則有抗氧化、抗癌、預防心血管疾病等功效。

芭樂

芭樂是果膠與膳食纖維一個很好的來源，也含有鉀與磷。芭樂還可用來治療喉嚨痛、暈眩等症狀。而芭樂葉也可用來治療腹瀉和牙齦流血等問題。

材料 ·（2人份）
李子 146g
芭樂 140g
芒果 100g
小番茄 100g

兩人份	熱量 Kcal	蛋白質 g	醣 類 g	脂 質 g	飽和脂肪酸	反式脂肪酸	膳食纖維 g	鈣 mg	鈉 mg
營養素含量	197.07	3.45	47.14	1.89	0	0	8.74	34.9	38.22

Memo

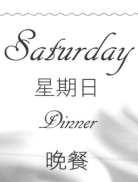

Saturday

星期日

Dinner

晚餐

蕎麥小米飯

燙菠菜

冰鎮鮮鵝

炒五色鮮蔬

吻仔魚莧菜湯

+

水果（芭樂）

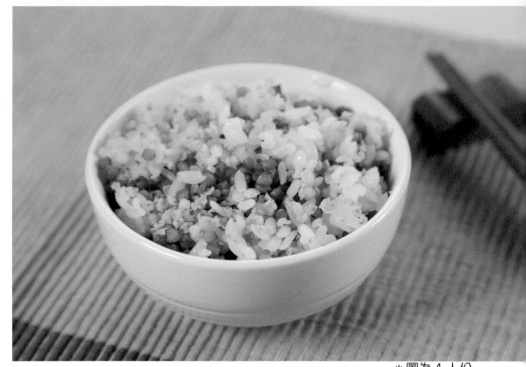

蕎麥小米飯

蕎麥營養豐富，其蛋白質、維生素，有效降低血脂肪、保護眼睛、軟化血管，因蕎麥可殺菌消炎，故有「消炎糧食」之稱。其內含維生素E，可抗氧化，膳食纖維的成分，可將腸內膽汁排出，有助預防動脈硬化、促進人體消化等功能。

材料 ·（2人份）
蕎麥（乾）40g
小米（乾）40g
白米（乾）120g

1）將材料洗淨泡水一小時。
2）再將材料放入電鍋蒸熟即可。

兩人份	熱量 Kcal	蛋白質 g	醣 類 g	脂 質 g	飽和脂肪酸	反式脂肪酸	膳食纖維 g	鈣 mg	鈉 mg
營養素含量	836.12	18.6	179.18	3.26	0.33	0	3.72	10.2	7.6

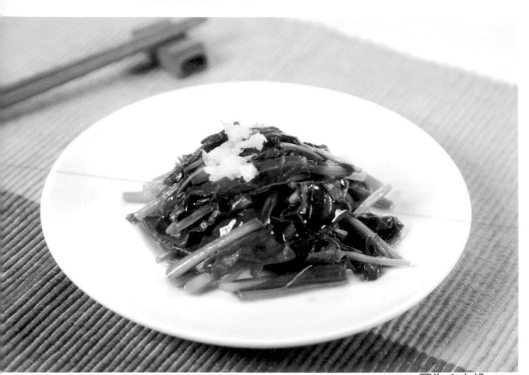

*圖為1人份

燙菠菜

菠菜具補血、止血功效，富含膳食纖維，可促進腸胃蠕動、幫助排便；葉酸可改善貧血；胡蘿蔔素可延緩細胞老化與保護眼睛等功能。其內含特殊種類胰島素，能維持血糖濃度，尤適合第二型糖尿病患者。

材料 · （2人份）
波菜 160g
蒜末 6g
醬油 10g

1）菠菜洗淨、切段。
2）準備一鍋水，煮沸後滴幾滴油，放入作法1，繼續滾煮。燙熟後，瀝乾裝盤。
3）蒜頭拍碎，與橄欖油、鹽調勻，灑上作法2，即可。

兩人份	熱量 Kcal	蛋白質 g	醣類 g	脂質 g	飽和脂肪酸	反式脂肪酸	膳食纖維 g	鈣 mg	鈉 mg
營養素含量	40.13	4.31	5.32	0.82	0	0	4.05	128.42	595.16

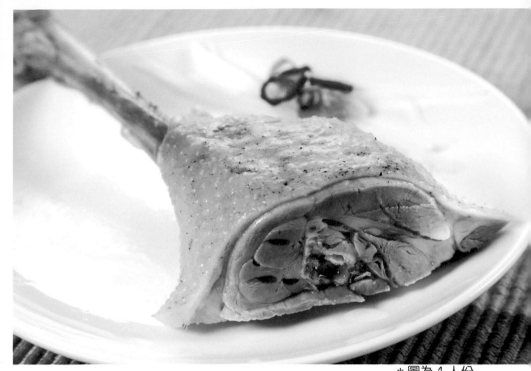

冰鎮鮮鵝

鵝肉脂肪含量低，熱量低，卻含有豐富的不飽和脂肪酸，特別是亞麻酸含量均超過其他肉類，可以延緩衰老，鵝肉含優質蛋白質，及豐富的維生素及礦物質，能提高人體的免疫力，根據藥理研究，鵝血中還含有一種抗癌因子，能增強人體體液免疫而產生抗體，對癌症產生防治的作用。

材料 · （2 人份）

鮮鵝腿肉（帶骨）164g

水煮（冰鎮）醬料：

　冰糖 20g

　青蔥 10g

　米酒 20g

　香油 10g

　鹽 4g

1）薑切片，蔥切段、備用。

2）將鵝表面的細毛拔除，再把鵝肉洗淨、備用。

3）取一鍋子，放入鵝肉，加入水及適量的酒，份量需淹過鵝肉約 5 公分高。

4）作法 3 加入作法 1，用大火煮沸，轉小火，加蓋燜約 1 小時，將鵝肉取出，蓋上乾淨的濕布，以免鵝肉表面被風乾，待鵝肉涼後，再切片。

5）將調味料混合均勻即為沾醬，也可依個人的喜好。

兩人份	熱量 Kcal	蛋白質 g	醣 類 g	脂 質 g	飽和 脂肪酸	反式 脂肪酸	膳食 纖維 g	鈣 mg	鈉 mg
營養素含量	678.29	30.49	20.43	48.72	12.54	0	0.26	16.7	71.22

150

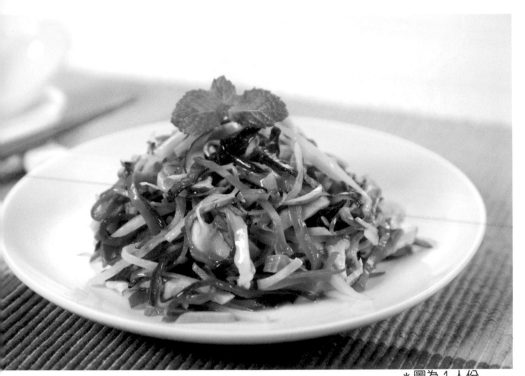

*圖為 1 人份

炒五色鮮蔬

蘑菇可增加免疫力、鎮咳、保持腸內水分平衡,對預防便秘、腸癌、動脈硬化、糖尿病等都十分有效。香菇具抗癌作用。紅蘿蔔能控制癌細胞異變,可防止胃癌、肺癌、胰臟癌、結腸癌、直腸癌、膀胱癌、上皮癌。由於纖維素高,可減少便秘,致癌物滯留減少,同時亦可使癌細胞或癌前細胞走向良性分化。白蘿蔔可加強免疫系統,其膳食纖維有助於腸胃消化減少糞便在腸道停留的時間,可預防大腸癌。

材料 ‧(2 人份)
蘑菇 40g
竹筍 60g
溼香菇 60g
紅蘿蔔 40g
白蘿蔔 60g
油 10g

青蔥 6g
鹽 2g

1)將所有材料洗淨,切絲。
2)起油鍋,先炒肉末,並放入紅蘿蔔拌炒,續加入黑木耳、山藥、黃甜椒,最後下小黃瓜,調味後炒至入味即可。

兩人份	熱量 Kcal	蛋白質 g	醣 類 g	脂 質 g	飽和 脂肪酸	反式 脂肪酸	膳食 纖維 g	鈣 mg	鈉 mg
營養素含量	157.99	5.71	12.19	10.85	1.57	0	6.43	41.46	70.3

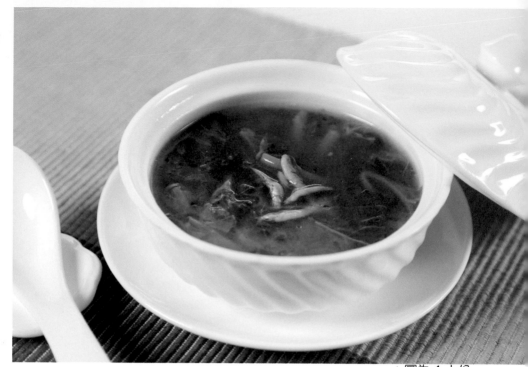

＊圖為 1 人份

吻仔魚莧菜湯

莧菜有紅、白（青）莧菜兩大品種，容易栽培的莧菜，本身抵抗蟲害能力相當強，農藥殘餘量較低，莧菜的鈣、鐵、纖維質含量均高，根據研究顯示，補充鈣質可以降低罹患癌症的風險，莧菜當中的纖維質，也可以協助腸道清除毒素，達到預防癌症的效果。吻仔魚當中豐富的鈣質和莧菜一起搭配食用，可以達到更有效的強健骨骼、防治癌症的功效。

材料 ·（2 人份）

莧菜 60g
吻仔魚（乾）20g
香油 2g
鹽 2g

1）莧菜洗淨、切段；吻仔魚洗淨、瀝乾，蒜頭切碎。
2）煮一鍋水，將莧菜放入鍋中汆燙，撈起、備用。
3）起油鍋，放入蒜頭爆香，再倒入高湯與少許水，煮沸。
4）作法 3 放入吻仔魚，再加入莧菜並加入鹽、胡椒粉調味即可。

兩人份	熱量 Kcal	蛋白質 g	醣類 g	脂質 g	飽和脂肪酸	反式脂肪酸	膳食纖維 g	鈣 mg	鈉 mg
營養素含量	35.93	3.08	0.78	2.48	0.36	0	1.32	98.2	70

水果：芭樂

芭樂是果膠與膳食纖維一個很好的來源，也含有鉀與磷。芭樂還可用來治療喉嚨痛、暈眩等症狀。而芭樂葉也可用來治療腹瀉和牙齦流血等問題。

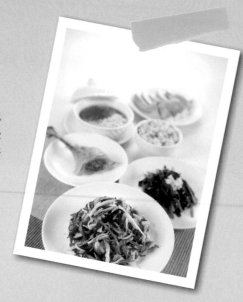

材料 · （2人份）
芭樂 120g

兩人份	熱量 Kcal	蛋白質 g	醣類 g	脂質 g	飽和脂肪酸	反式脂肪酸	膳食纖維 g	鈣 mg	鈉 mg
營養素含量	106.9	2.56	26.56	0.12	0	0	9.6	12.8	16

Memo

『早日康復』營養品補助計畫

　　完整的營養照顧，是癌症患者在治療中及恢復期最重要的支持，不單是熱量必須足夠，在營養素上都必須達到建議量，對於食慾差或是經濟困難的患者，若無法補充到足夠的營養需求，則會導致因營養不良而中斷治療，或是治療效果沒有預期來的好，因此，營養品的介入，對患者來說就是最好的補充品，目前市售的營養品能根據病患的營養需求，提供不同種類的營養配方，在國內外許多臨床研究指出，癌症患者若能提早做營養品的介入，能完成療程的機率高、治癒率高，復原的狀況也較快。

　　在面對癌症時，許多人會惶恐，每一次的治療讓病友身心俱疲，尤其是治療期間的營養該如何攝取及補充。目前市面上的營養品費用較高，對於經濟上有困難的病友根本無法負擔。因此，102 年度開始，康善基金會辦理『早日康復』營養品補助計畫，提供免費的營養品給中部地區醫療機構的病友，陪伴病友一同抗癌，避免因副作用而中斷了治療。今年，康善基金會為了服務更多的病友，打造中部地區病友資源平台，成立『早日康復補給站』邀請更多的醫療單位一起加入，並期待有更多的營養品廠商及企業共襄盛舉，讓『早日康復補給站』協助更多的病友都能『早日康復』。

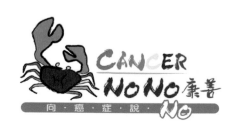

專科一本通系列

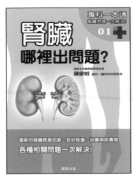

定價250元

腎臟哪裡出問題？

國家生技醫療產業策進會
陳維昭 會長/醫師◎策劃監修

最新的腎臟危害因素、症狀檢查、治療與尿毒等
各種相關問題一次解決！

無論您是身體健康的一般大眾、容易罹患腎臟病的高危險群、慢性
腎臟病患、末期腎衰竭洗腎患者等，都能藉由本書獲得答案。

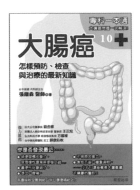

定價250元

大腸癌：怎麼預防、檢查與治療的最新知識

台中榮總內科部主任
張繼森 醫師◎著

2006年大腸癌超越肝癌後，至今常踞台灣癌症第一名，
平均每37分鐘就有一人罹患大腸癌。

本書以圖文解說的方式呈現，讓讀者一次搞懂什麼是大腸癌，從發
生的原因、症狀、診斷、預防與治療，詳細介紹說明。

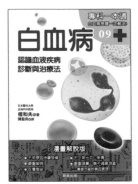

定價250元

白血病：認識血液疾病診斷與治療法

檀和夫◎著　陳盈燕◎譯

本書以簡明的漫畫、照片和圖表，透過淺顯易懂的文字加以
解說，讓人輕鬆瞭解白血病。

白血病俗稱「血癌」，但它並不是絕症。雖然變異的細胞會透過血
液循環而流向全身，但若發現後立即積極地接受治療，還是能期待
獲得「緩解」。

國家圖書館出版品預行編目資料

[七日防癌飲食計畫]遠離大腸癌的飲食：74道防癌食譜 / 王雪芳◎著
吳文夏料理製作；—— 初版. —— 臺中市：晨星, 2014.08
面；公分，（健康與飲食；81）

ISBN 978-986-177-905-8（平裝）

1.大腸癌 2.食療 3.食譜

415.569   103012629

健康與飲食 81

【七日防癌飲食計畫】
遠離大腸癌的飲食：74道防癌食譜

營養食譜設計	王雪芳
料理製作	吳文夏
文字整理	李美貞、陳慧紋、周美絜
主編	莊雅琦
編輯助理	吳怡蓁
校對	黃佩環、李美貞
網路編輯	張德芳
美術編輯	莊雅琦、吳怡蓁
封面設計	陳其輝
創辦人	陳銘民
發行所	晨星出版有限公司
	台中市407工業區30路1號
	TEL：(04)2359-5820　FAX：(04)2355-0581
	E-mail: health119@morningstar.com.tw
	http://www.morningstar.com.tw
	行政院新聞局局版台業字第2500號
法律顧問	甘龍強律師
初版	西元2014年8月31日
郵政劃撥	22326758〈晨星出版有限公司〉
讀者服務專線	04-23595819#230
印刷	上好印刷股份有限公司

定價280元

ISBN 978-986-177-905-8

Published by Morning Star Publishing Inc.
Printed in Taiwan
（缺頁或破損的書，請寄回更換）
版權所有，翻印必究

以下資料或許太過繁瑣，但卻是我們瞭解您的唯一途徑
誠摯期待能與您在下一本書中相逢，讓我們一起從閱讀中尋找樂趣吧！

姓名：＿＿＿＿＿＿＿＿＿＿＿　性別：□ 男　□ 女　　生日：　　/　　/

教育程度：□ 小學　□ 國中　□ 高中職　□ 專科　□ 大學　□ 碩士　□ 博士

職業：□ 學生 □ 軍公教 □ 上班族 □ 家管 □ 從商 □ 其他＿＿＿＿＿＿＿＿＿

月收入：□ 3萬以下 □ 4萬左右 □ 5萬左右 □ 6萬以上

E-mail：＿＿＿＿＿＿＿＿＿＿＿＿＿　聯絡電話：＿＿＿＿＿＿＿＿＿

聯絡地址：□□□＿＿＿＿＿＿＿＿＿＿＿＿＿＿＿＿＿＿＿＿＿＿＿＿

購買書名：〔七日防癌飲食計畫〕遠離大腸癌的飲食：74道防癌食譜＿＿＿

・請問您是從何處得知此書？

□書店 □報章雜誌 □電台 □晨星網路書店 □晨星健康養生網 □其他＿＿＿＿

・促使您購買此書的原因？

□封面設計 □欣賞主題 □價格合理 □親友推薦 □內容有趣 □其他＿＿＿＿＿

・看完此書後，您的感想是？

＿＿＿＿＿＿＿＿＿＿＿＿＿＿＿＿＿＿＿＿＿＿＿＿＿＿＿＿＿＿＿＿＿＿＿

＿＿＿＿＿＿＿＿＿＿＿＿＿＿＿＿＿＿＿＿＿＿＿＿＿＿＿＿＿＿＿＿＿＿＿

＿＿＿＿＿＿＿＿＿＿＿＿＿＿＿＿＿＿＿＿＿＿＿＿＿＿＿＿＿＿＿＿＿＿＿

・若舉辦講座，您對什麼主題有興趣？

□腸道淨化 □養生飲食 □養生運動 □疾病剖析 □親子教養 □其他

・「晨星健康養生網」（網址http://health.morningstar.com.tw/)為會員提供多項 服務，請問您使用過哪些呢？

□會員好康（書籍、產品優惠）□駐站醫師諮詢 □會員電子報 □尚未加入會員

以上問題想必耗去您不少心力，為免這份心血白費，

請將此回函郵寄回本社，或傳眞至(04)2359-7123，您的意見是我們改進的動力！

晨星出版有限公司 編輯群，感謝您！

享健康 免費加入會員・即享會員專屬服務：
【駐站醫師服務】免費線上諮詢Q&A！
【會員專屬好康】超值商品滿足您的需求！
【VIP個別服務】定期寄送最新醫學資訊！
【每周好書推薦】獨享「特價」＋「贈書」雙重優惠！
【好康獎不完】每日上網獎紅利、生日禮、免費參加各項活動！

◎ 請上網 http://health.morningstar.com.tw/ 免費加入會員
或勾選 □ 同意成為**晨星健康養生網**會員 將會有專人為您服務！

請填妥後對折裝訂，直接投郵即可，免貼郵票。

407
台中市工業區30路1號
晨星出版有限公司

――――― 請沿虛線摺下裝訂，謝謝！ ―――――

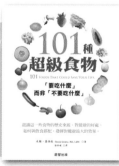
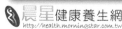
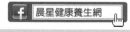